AF842458

Ulrich Pulkowski

SOPs Neurologie griffbereit

Leitlinienkonform handeln

1. Auflage

ELSEVIER

Elsevier GmbH, Bernhard-Wicki-Str. 5, 80636 München, Deutschland
Wir freuen uns über Ihr Feedback und Ihre Anregungen an kundendienst@elsevier.com

Adresse des Autors: Prof. Dr. med. Ulrich Pulkowski, imland Klinik Rendsburg, Neurologie mit Stroke Unit, Lilienstr. 20-28, 24768 Rendsburg

ISBN 978-3-437-21333-5
eISBN 978-3-437-09630-3

1. Auflage 2022

Wichtiger Hinweis für den Benutzer
Die medizinischen Wissenschaften unterliegen einem sehr schnellen Wissenszuwachs. Der stetige Wandel von Methoden, Wirkstoffen und Erkenntnissen ist allen an diesem Werk Beteiligten bewusst. Sowohl der Verlag als auch die Autorinnen und Autoren und alle, die an der Entstehung dieses Werkes beteiligt waren, haben große Sorgfalt darauf verwandt, dass die Angaben zu Methoden, Anweisungen, Produkten, Anwendungen oder Konzepten dem aktuellen Wissensstand zum Zeitpunkt der Fertigstellung des Werkes entsprechen.
Der Verlag kann jedoch keine Gewähr für Angaben zu Dosierung und Applikationsformen übernehmen. Es sollte stets eine unabhängige und sorgfältige Überprüfung von Diagnosen und Arzneimitteldosierungen sowie möglicher Kontraindikationen erfolgen. Jede Dosierung oder Applikation liegt in der Verantwortung der Anwenderin oder des Anwenders. Die Elsevier GmbH, die Autorinnen und Autoren und alle, die an der Entstehung des Werkes mitgewirkt haben, können keinerlei Haftung in Bezug auf jegliche Verletzung und/oder Schäden an Personen oder Eigentum, im Rahmen von Produkthaftung, Fahrlässigkeit oder anderweitig übernehmen.

Für die Vollständigkeit und Auswahl der aufgeführten Medikamente übernimmt der Verlag keine Gewähr.
Geschützte Warennamen (Warenzeichen) werden in der Regel besonders kenntlich gemacht (®). Aus dem Fehlen eines solchen Hinweises kann jedoch nicht automatisch geschlossen werden, dass es sich um einen freien Warennamen handelt.

Bibliografische Information der Deutschen Nationalbibliothek
Die Deutsche Nationalbibliothek verzeichnet diese Publikation in der Deutschen Nationalbibliografie; detaillierte bibliografische Daten sind im Internet über https://www.dnb.de abrufbar.

24 25 26 27 5 4 3 2

Bildnachweis: Alle Algorithmen wurden nach Vorlage des Autors [P1194] von Stefan Dangl [L231] erstellt. Die mit [W162] gekennzeichneten wurden von der Deutschen Stiftung Organtransplantation (DSO) als Vorlage geliefert.

In ihren Veröffentlichungen verfolgt die Elsevier GmbH das Ziel, genderneutrale Formulierungen für Personengruppen zu verwenden. Um jedoch den Textfluss nicht zu stören sowie die gestalterische Freiheit nicht einzuschränken, wurden bisweilen Kompromisse eingegangen. Selbstverständlich sind **immer alle Geschlechter** gemeint.

Planung: Dr. Bernhard Gall, München
Projektmanagement: Martha Kürzl-Harrison, München
Redaktion und Abbildungsmanagement: Inez Ulrich, Ortenburg
Bildredaktion und Rechteklärung: Petra Taint, München
Grafiken: Stefan Dangl, München
Satz: Thomson Digital, Noida/Indien
Druck und Bindung: Drukarnia Dimograf Sp. z o. o., Bielsko-Biała/Polen
Umschlaggestaltung: SpieszDesign, Neu-Ulm
Titelfotografie: Arzt © opolja - stock.adobe.com

Aktuelle Informationen finden Sie im Internet unter **www.elsevier.de**

U. Pulkowski

SOPs Neurologie griffbereit

Vorwort

Sechs Stockwerke hatte ich Zeit, mich mit den Möglichkeiten eines neurologischen Symptoms auseinanderzusetzen, als ich 1997 als Arzt im Praktikum meine ersten Bereitschaftsdienste absolvieren musste. Nach dem Anruf aus der Notaufnahme musste mir blutigem Anfänger auf dem kurzen Weg von der neurologischen Station bis in die Notaufnahme mein Kitteltaschenbuch die Informationen liefern, die nötig waren, um vor dem dortigen Personal und insbesondere den Patient*innen ein Mindestmaß an Kenntnis zu vermitteln. Wie sehr hätte mir geholfen, treppab keine Texte lesen zu müssen, sondern mich an einem konkreten Ablaufschema zu orientieren.

Der Wunsch nach einer Maschine, in die man Symptome und Befunde eingibt und die am Ende Diagnosen, bestenfalls sogar noch Therapien ausspuckt, ist fast so alt wie die moderne Medizin selbst. Seitdem mir in einer Oberarztfunktion, spätestens aber in der Chefarztposition seit 2009 die Ausbildung junger Kolleg*innen anvertraut wurde, möchte ich ihnen ein Handwerkszeug an die Hand geben, das ihnen im Alltag stützend zur Seite steht und nach dem ich mich zu Beginn meiner ärztlichen Tätigkeit selbst so sehr gesehnt habe. Dies führte in meiner Klinik zur Entwicklung von SOPs, die Handlungsanweisung, aber auch eine Qualitätssicherung und einen Mindeststandard darstellen sollen: „Dieser Weg soll dich zur Diagnose und ggf. zu Therapieoptionen führen, eine grobe Abweichung davon erfordert jedoch auch eine gute Begründung."

Unsere intern bewährten SOPs führten zu dem Wunsch, diese auch Kolleg*innen außerhalb meiner Klinik zugänglich zu machen. Dafür habe ich sie ergänzt, im Sinne einer nicht nur in Rendsburg gültigen Form überarbeitet und mit den neuesten zur Verfügung stehenden Leitlinien der DGN abgestimmt.

Die mannigfaltigen Möglichkeiten der Diagnosefindung machen die Medizin und insbesondere die Neurologie so reizvoll. Dies kann dazu führen, dass manch einer dafür einen anderen Weg gewählt hätte, vielleicht sich sogar aufgrund von Vereinfachungen in seiner Expertise beleidigt fühlt. Für den Experten sind die SOPs jedoch auch nicht konzipiert, sondern für den klinisch Tätigen, der sich innerhalb kürzester Zeit – zum Beispiel im Bereitschaftsdienst – in ein breites neurologisches Betätigungsfeld eindenken muss.

Für konstruktive Kritik bin ich dankbar und möchte sie gerne in einer hoffentlich nächsten Ausgabe berücksichtigen.

Dankbar bin ich auch meinem langjährigen treuen und loyalen ärztlichen Team, insbesondere meinen Oberärzten Herrn Thorsten Schulte und Herrn Dr. Karsten Jöster für die intensive Auseinandersetzung mit einzelnen SOPs. Frau Martha Kürzl-Harrison und Herrn Dr. Bernhard Gall vom Elsevier-Verlag danke ich für die freundliche und geduldige Planung, Frau Inez Ulrich für das Lektorat und Herrn Stefan Dangl für die graphische Umsetzung. Meiner Frau und meinen drei tollen Kindern immer für alles …

Möge dieses Büchlein die „sechs Stockwerke" unserer jungen Kolleg*innen in ihren Bereitschaftsdiensten effektiv füllen, den Weiterbildungsassistent*innen die Vorbereitung für die Facharztprüfung erleichtern und den Student*innen einen Einblick in klinische Abläufe gewähren.

Rendsburg, Sommer 2022

Prof. Dr. med. Ulrich Pulkowski

So wenden Sie die Algorithmen an

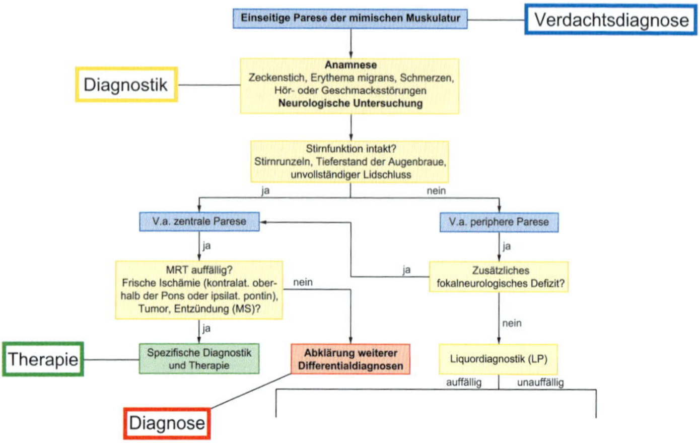

Zur besseren Orientierung dienen Farben wie hier beispielhaft gezeigt.

Fehler gefunden?

An unsere Inhalte haben wir sehr hohe Ansprüche. Trotz aller Sorgfalt kann es jedoch passieren, dass sich ein Fehler einschleicht oder fachlich-inhaltliche Aktualisierungen notwendig geworden sind.
Sobald ein relevanter Fehler entdeckt wird, stellen wir eine Korrektur zur Verfügung. Mit diesem QR-Code gelingt der schnelle Zugriff.

https://else4.de/978-3-437-21333-5

Wir sind dankbar für jeden Hinweis, der uns hilft, dieses Werk zu verbessern. Bitte richten Sie Ihre Anregungen, Lob und Kritik an folgende E-Mail-Adresse:
kundendienst@elsevier.com

Inhaltsverzeichnis thematisch

Inhaltsverzeichnis alphabetisch

Sprachstörung (Aphasie)

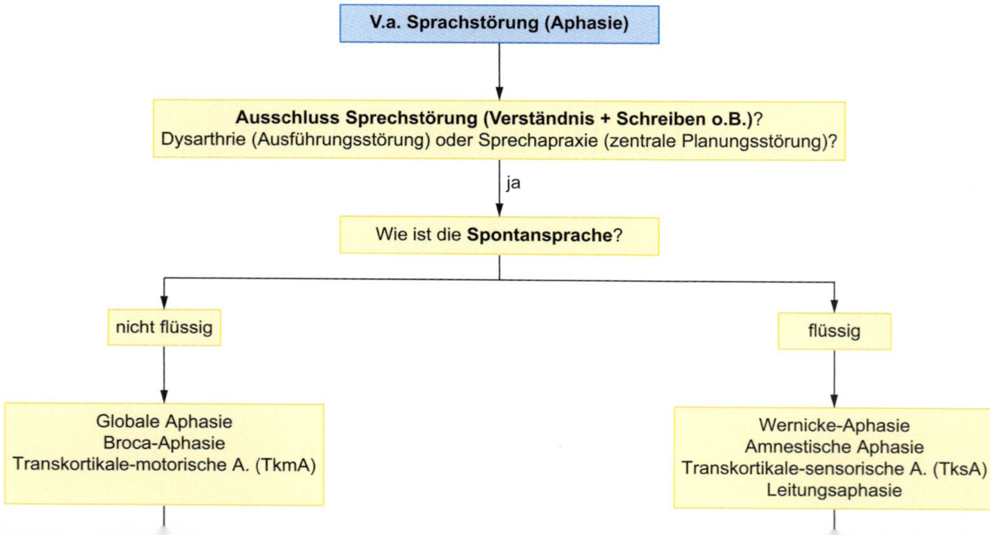

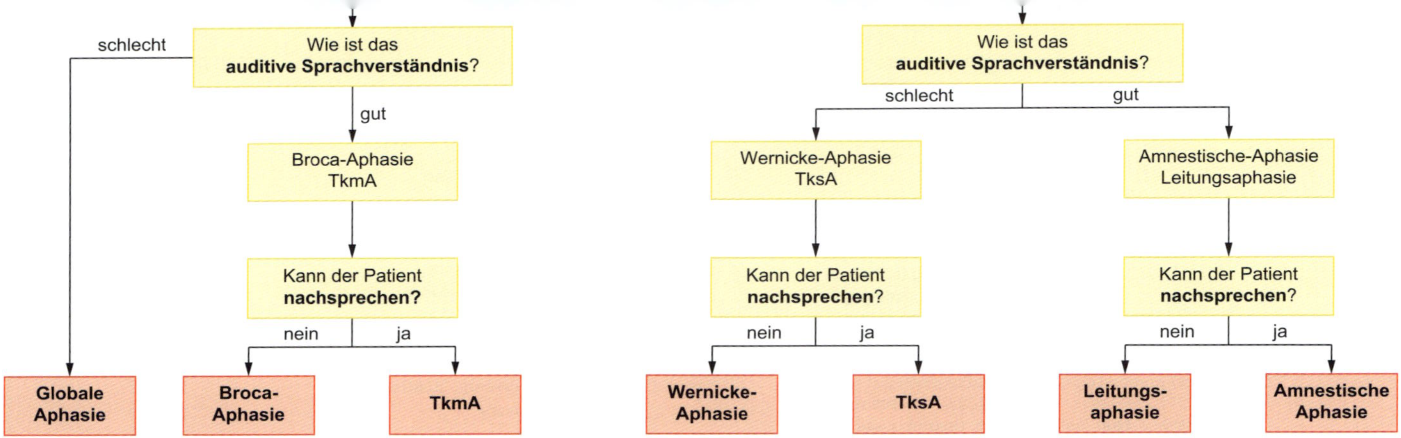
Wie ist das
auditive Sprachverständnis?
schlecht
gut
Broca-Aphasie
TkmA
Kann der Patient
nachsprechen?
nein
ja
Globale Aphasie
Broca-Aphasie
TkmA
Wie ist das
auditive Sprachverständnis?
schlecht
gut
Wernicke-Aphasie
TksA
Amnestische-Aphasie
Leitungsaphasie
Kann der Patient
nachsprechen?
nein
ja
Kann der Patient
nachsprechen?
nein
ja
Wernicke-Aphasie
TksA
Leitungs-aphasie
Amnestische Aphasie

Akuter Kopfschmerz

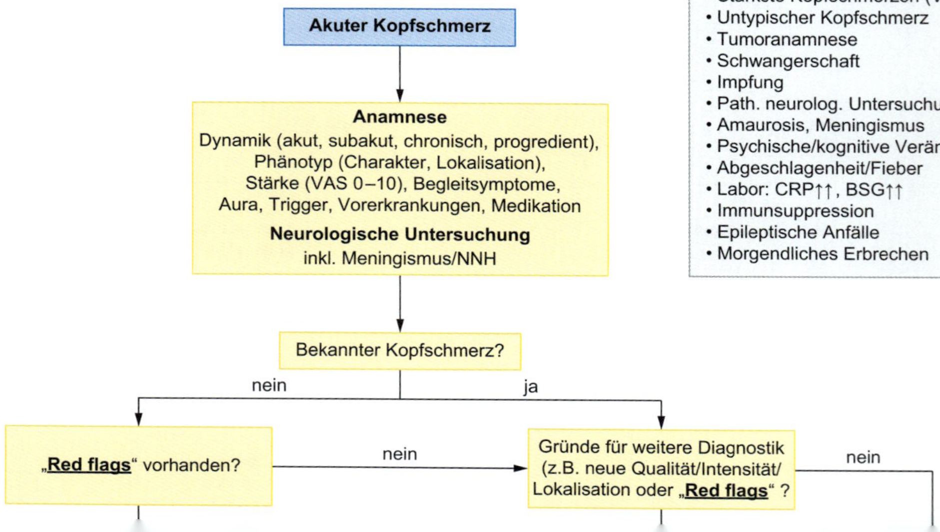

„Red flags“

- Donnerschlagkopfschmerz
- Stärkste Kopfschmerzen (VAS > 7)
- Untypischer Kopfschmerz
- Tumoranamnese
- Schwangerschaft
- Impfung
- Path. neurolog. Untersuchung (inkl. Pupillen)
- Amaurosis, Meningismus
- Psychische/kognitive Veränderungen/Vigilanzstörung
- Abgeschlagenheit/Fieber
- Labor: CRP↑↑, BSG↑↑
- Immunsuppression
- Epileptische Anfälle
- Morgendliches Erbrechen

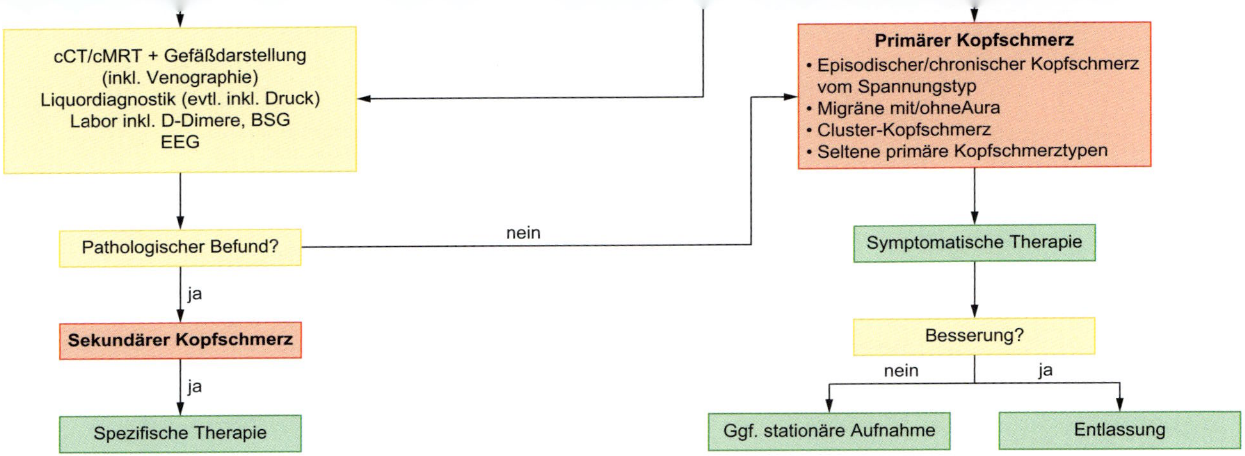
cCT/cMRT + Gefäßdarstellung (inkl. Venographie)
Liquordiagnostik (evtl. inkl. Druck)
Labor inkl. D-Dimere, BSG
EEG
Pathologischer Befund?
nein
ja
Sekundärer Kopfschmerz
ja
Spezifische Therapie
Primärer Kopfschmerz
• Episodischer/chronischer Kopfschmerz vom Spannungstyp
• Migräne mit/ohneAura
• Cluster-Kopfschmerz
• Seltene primäre Kopfschmerztypen
Symptomatische Therapie
Besserung?
nein
ja
Ggf. stationäre Aufnahme
Entlassung

Doppelbilder

Doppelbilder (DB)

↓

Persistenz bei Abdecken eines Auges?

ja → **Ophthalmologische oder psychogene Ursache**

nein ↓

1) **Welches Auge ist betroffen? → Abdecktest in den Hauptfunktionsrichtungen („H“)**
   Fixierung eines entfernten Objektes → Abdecken eines Auges
   - Keine Einstellbewegung beim nicht abgedeckten Auge → paretisches Auge abgedeckt
   - Einstellbewegung beim nicht abgedeckten Auge → gesundes Auge abgedeckt
2) **Stellung des Bulbus des betroffenen Auges beim Geradeausblick**
   - Außen-unten (komplett N. III)
   - Höherstand, Kopfneigung zur gesunden Seite (N. IV)
   - Innen, Kopfdrehung zur betroffenen Seite (N. VI)
3) **Blick in alle 6 Hauptfunktionsrichtungen („H“)**
   → Wo sind die DB am ausgeprägtesten (Zugrichtung des paretischen Muskels)?
   - Zur Seite nach außen (N. VI)
   - Nach unten medial (N. IV)
   - In alle Richtungen bzw. nach oben medial (N. III)

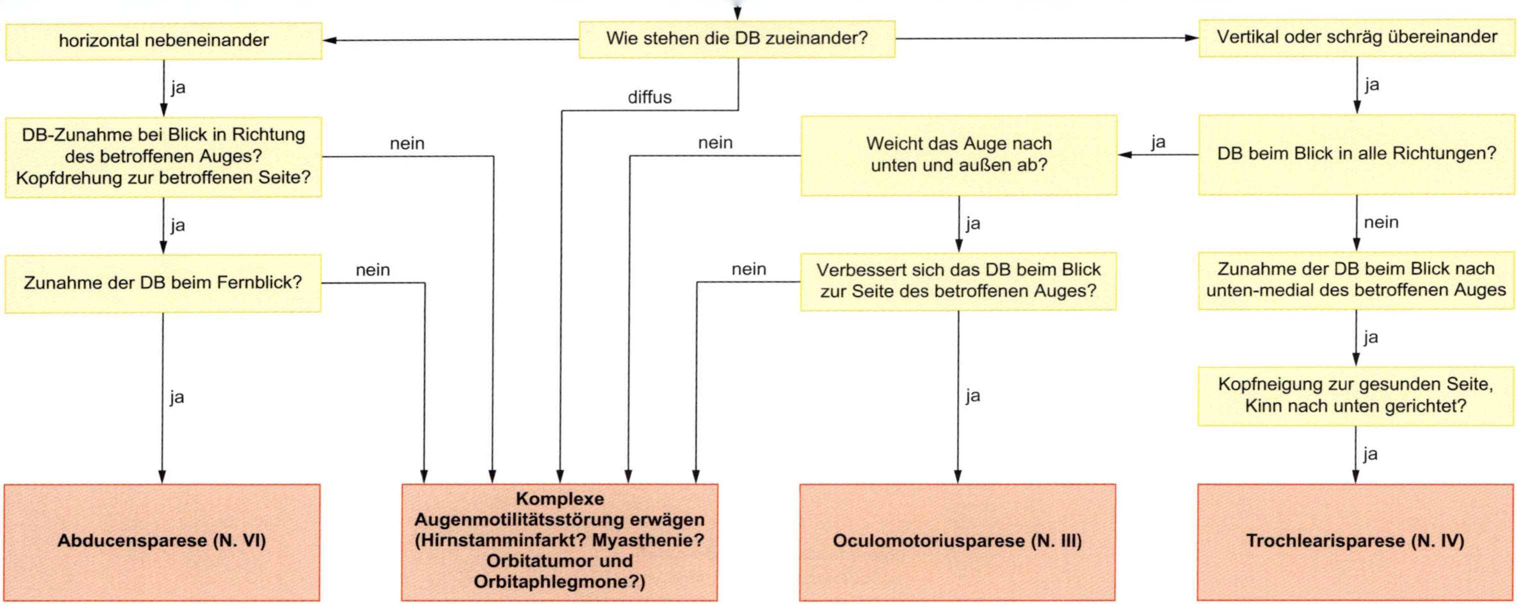
Wie stehen die DB zueinander?
horizontal nebeneinander
Vertikal oder schräg übereinander
diffus
ja
DB-Zunahme bei Blick in Richtung des betroffenen Auges? Kopfdrehung zur betroffenen Seite?
Zunahme der DB beim Fernblick?
DB beim Blick in alle Richtungen?
Weicht das Auge nach unten und außen ab?
Verbessert sich das DB beim Blick zur Seite des betroffenen Auges?
Zunahme der DB beim Blick nach unten-medial des betroffenen Auges
Kopfneigung zur gesunden Seite, Kinn nach unten gerichtet?
nein
Abducensparese (N. VI)
Komplexe Augenmotilitätsstörung erwägen (Hirnstamminfarkt? Myasthenie? Orbitatumor und Orbitaphlegmone?)
Oculomotoriusparese (N. III)
Trochlearisparese (N. IV)

Fazialisparese

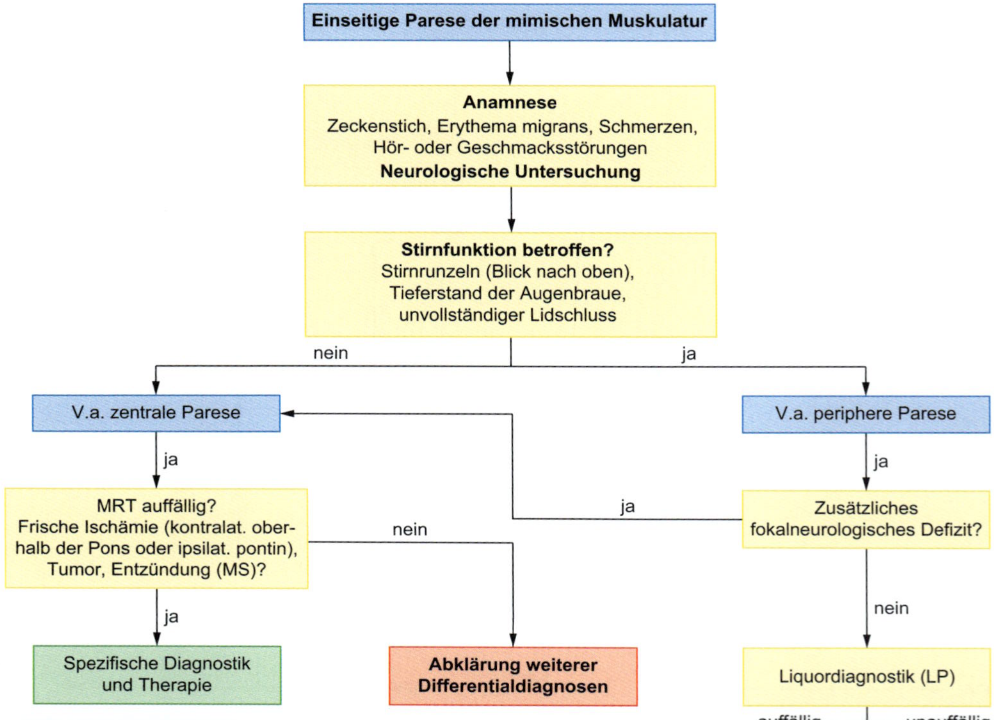

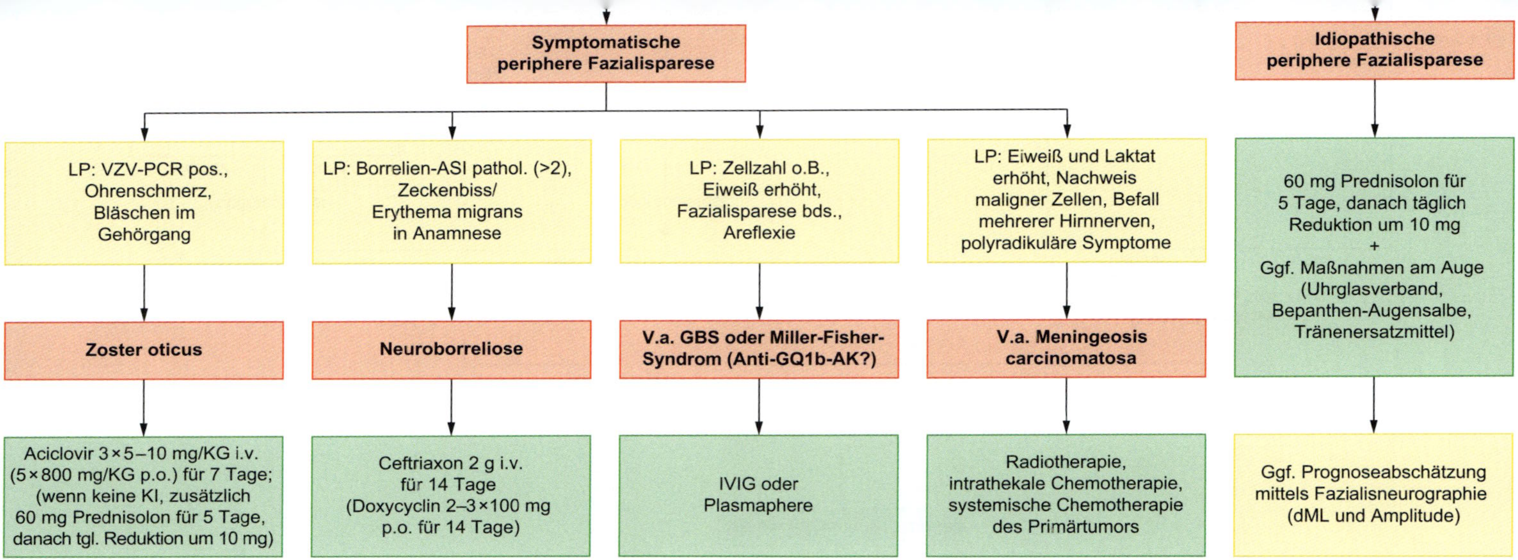
Symptomatische periphere Fazialisparese
Idiopathische periphere Fazialisparese
LP: VZV-PCR pos., Ohrenschmerz, Bläschen im Gehörgang
LP: Borrelien-ASI pathol. (>2), Zeckenbiss/ Erythema migrans in Anamnese
LP: Zellzahl o.B., Eiweiß erhöht, Fazialisparese bds., Areflexie
LP: Eiweiß und Laktat erhöht, Nachweis maligner Zellen, Befall mehrerer Hirnnerven, polyradikuläre Symptome
60 mg Prednisolon für 5 Tage, danach täglich Reduktion um 10 mg + Ggf. Maßnahmen am Auge (Uhrglasverband, Bepanthen-Augensalbe, Tränenersatzmittel)
Zoster oticus
Neuroborreliose
V.a. GBS oder Miller-Fisher-Syndrom (Anti-GQ1b-AK?)
V.a. Meningeosis carcinomatosa
Aciclovir 3 × 5–10 mg/KG i.v. (5 × 800 mg/KG p.o.) für 7 Tage; (wenn keine KI, zusätzlich 60 mg Prednisolon für 5 Tage, danach tgl. Reduktion um 10 mg)
Ceftriaxon 2 g i.v. für 14 Tage (Doxycyclin 2–3 × 100 mg p.o. für 14 Tage)
IVIG oder Plasmaphere
Radiotherapie, intrathekale Chemotherapie, systemische Chemotherapie des Primärtumors
Ggf. Prognoseabschätzung mittels Fazialisneurographie (dML und Amplitude)

Systematischer Schwindel

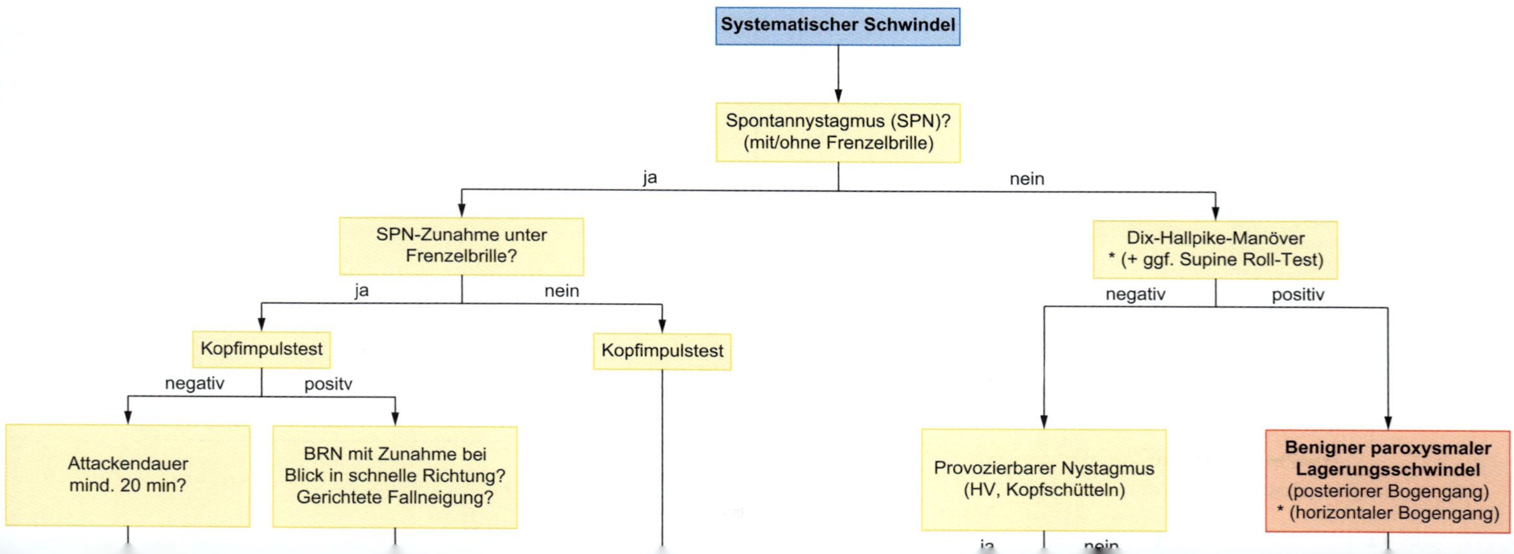

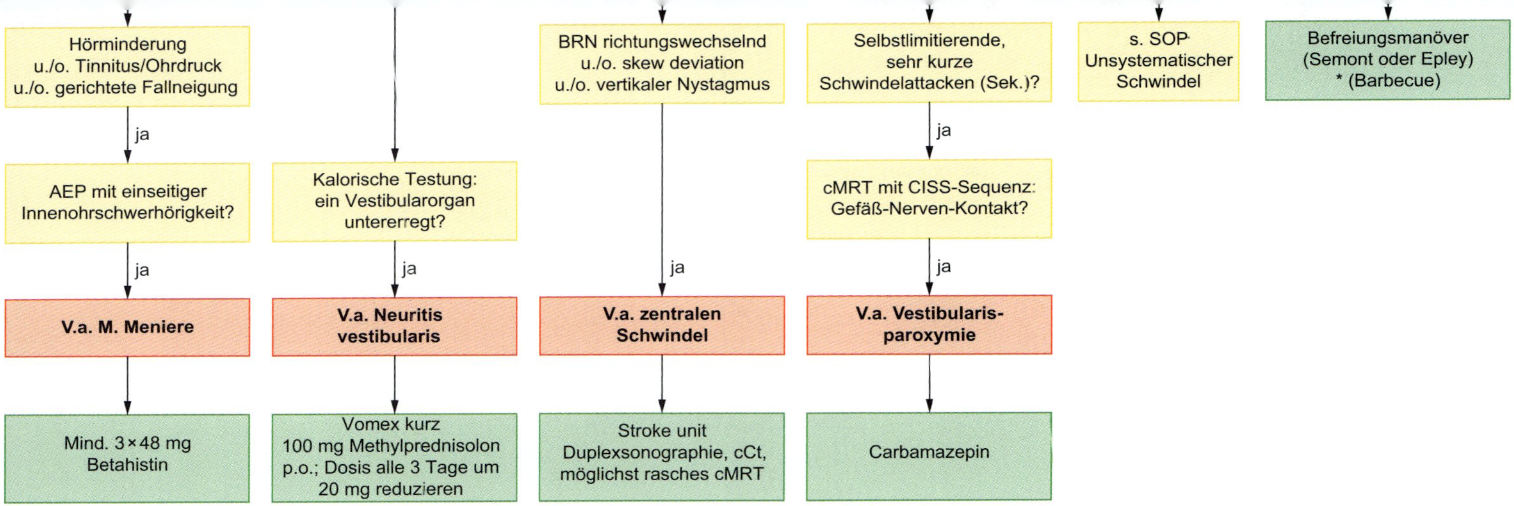
Hörminderung u./o. Tinnitus/Ohrdruck u./o. gerichtete Fallneigung
ja
AEP mit einseitiger Innenohrschwerhörigkeit?
ja
V.a. M. Meniere
Mind. 3×48 mg Betahistin
Kalorische Testung: ein Vestibularorgan untererregt?
ja
V.a. Neuritis vestibularis
Vomex kurz 100 mg Methylprednisolon p.o.; Dosis alle 3 Tage um 20 mg reduzieren
BRN richtungswechselnd u./o. skew deviation u./o. vertikaler Nystagmus
ja
V.a. zentralen Schwindel
Stroke unit Duplexsonographie, cCt, möglichst rasches cMRT
Selbstlimitierende, sehr kurze Schwindelattacken (Sek.)?
ja
cMRT mit CISS-Sequenz: Gefäß-Nerven-Kontakt?
ja
V.a. Vestibularis-paroxymie
Carbamazepin
s. SOP Unsystematischer Schwindel
Befreiungsmanöver (Semont oder Epley) * (Barbecue)

Unsystematischer Schwindel

Unsystematischer Schwindel
Benommenheit/Unsicherheit

↓ ja

1) Kein Nystagmus (kein SPN und BRN mit Frenzelbrille)
2) Kopfimpulstest (KIT) negativ
3) Lagerungsproben negativ
4) Keine gerichtete Fallneigung (Gehen, Romberg, Unterberger)
5) Sonstige neurologische Ursache klinisch ausgeschlossen
(z.B. Gangunsicherheit bei PNP)?

↓ ja

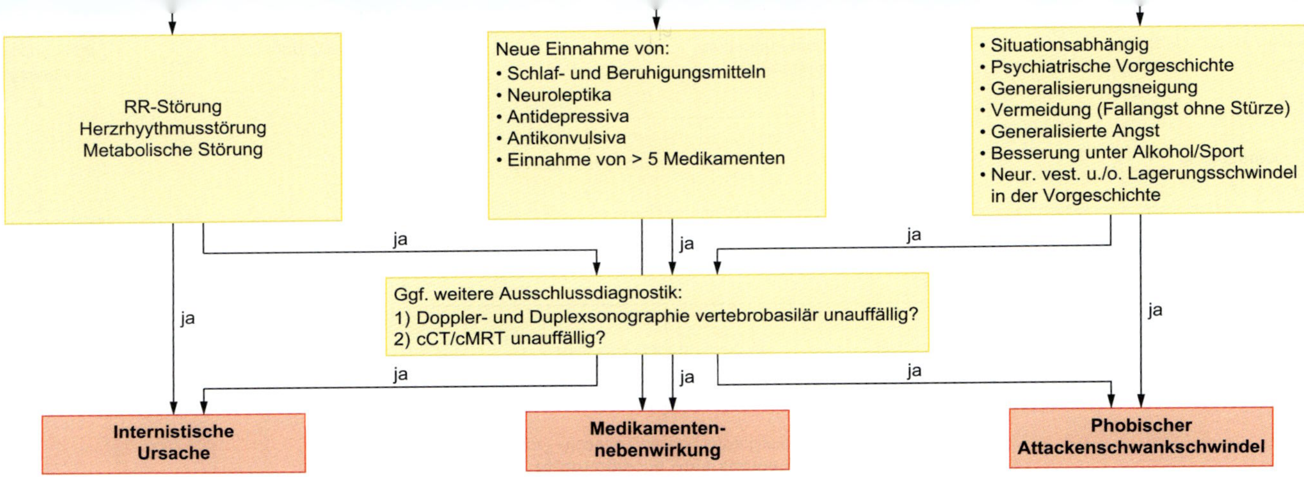
RR-Störung
Herzrhyythmusstörung
Metabolische Störung
Neue Einnahme von:
• Schlaf- und Beruhigungsmitteln
• Neuroleptika
• Antidepressiva
• Antikonvulsiva
• Einnahme von > 5 Medikamenten
• Situationsabhängig
• Psychiatrische Vorgeschichte
• Generalisierungsneigung
• Vermeidung (Fallangst ohne Stürze)
• Generalisierte Angst
• Besserung unter Alkohol/Sport
• Neur. vest. u./o. Lagerungsschwindel in der Vorgeschichte
ja
ja
ja
ja
Ggf. weitere Ausschlussdiagnostik:
1) Doppler- und Duplexsonographie vertebrobasilär unauffällig?
2) cCT/cMRT unauffällig?
ja
ja
ja
ja
Internistische Ursache
Medikamenten-nebenwirkung
Phobischer Attackenschwankschwindel

Unklares Tremorsyndrom

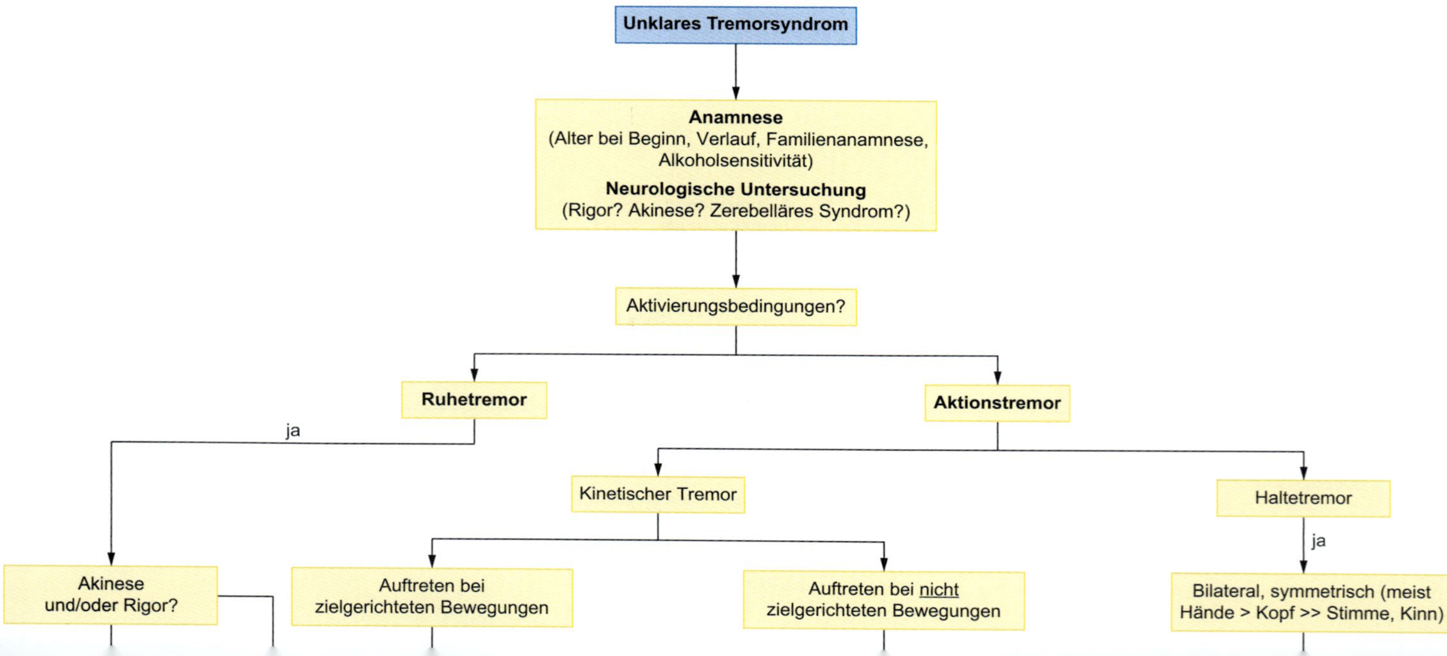

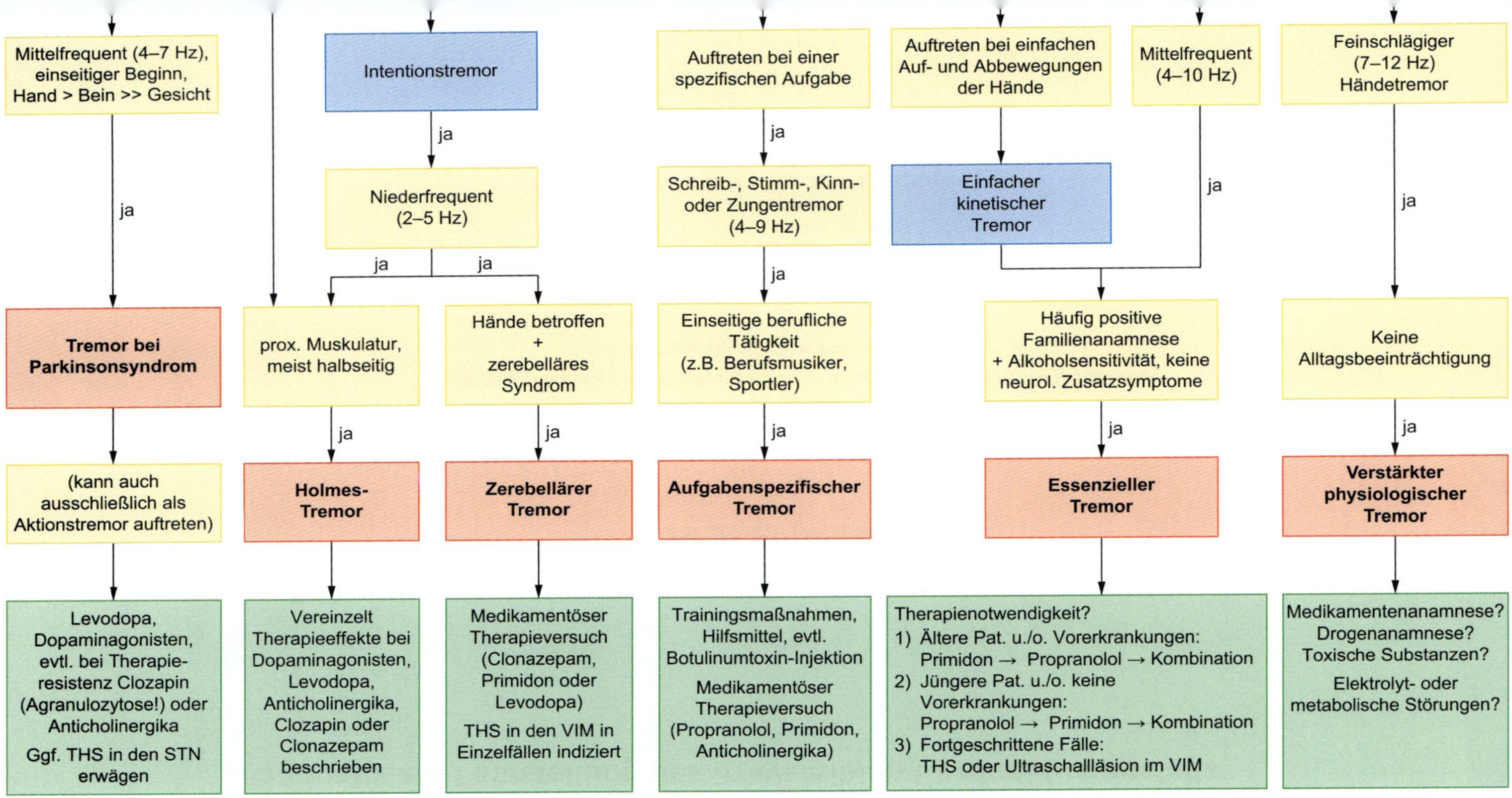
Mittelfrequent (4–7 Hz), einseitiger Beginn, Hand > Bein >> Gesicht
ja
Tremor bei Parkinsonsyndrom
(kann auch ausschließlich als Aktionstremor auftreten)
Levodopa, Dopaminagonisten, evtl. bei Therapieresistenz Clozapin (Agranulozytose!) oder Anticholinergika
Ggf. THS in den STN erwägen
Intentionstremor
ja
Niederfrequent (2–5 Hz)
ja
ja
prox. Muskulatur, meist halbseitig
ja
Holmes-Tremor
Vereinzelt Therapieeffekte bei Dopaminagonisten, Levodopa, Anticholinergika, Clozapin oder Clonazepam beschrieben
Hände betroffen + zerebelläres Syndrom
ja
Zerebellärer Tremor
Medikamentöser Therapieversuch (Clonazepam, Primidon oder Levodopa)
THS in den VIM in Einzelfällen indiziert
Auftreten bei einer spezifischen Aufgabe
ja
Schreib-, Stimm-, Kinn- oder Zungentremor (4–9 Hz)
ja
Einseitige berufliche Tätigkeit (z.B. Berufsmusiker, Sportler)
ja
Aufgabenspezifischer Tremor
Trainingsmaßnahmen, Hilfsmittel, evtl. Botulinumtoxin-Injektion
Medikamentöser Therapieversuch (Propranolol, Primidon, Anticholinergika)
Auftreten bei einfachen Auf- und Abbewegungen der Hände
Einfacher kinetischer Tremor
Mittelfrequent (4–10 Hz)
ja
Häufig positive Familienanamnese + Alkoholsensitivität, keine neurol. Zusatzsymptome
ja
Essenzieller Tremor
Therapienotwendigkeit?
1) Ältere Pat. u./o. Vorerkrankungen: Primidon → Propranolol → Kombination
2) Jüngere Pat. u./o. keine Vorerkrankungen: Propranolol → Primidon → Kombination
3) Fortgeschrittene Fälle: THS oder Ultraschallläsion im VIM
Feinschlägiger (7–12 Hz) Händetremor
ja
Keine Alltagsbeeinträchtigung
ja
Verstärkter physiologischer Tremor
Medikamentenanamnese?
Drogenanamnese?
Toxische Substanzen?
Elektrolyt- oder metabolische Störungen?

Diagnostik zur Feststellung des irreversiblen Hirnfunktionausfalls

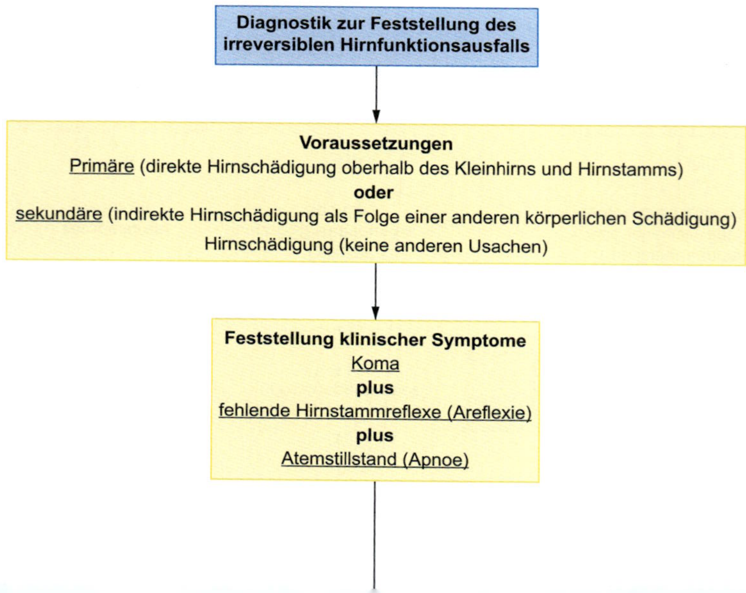

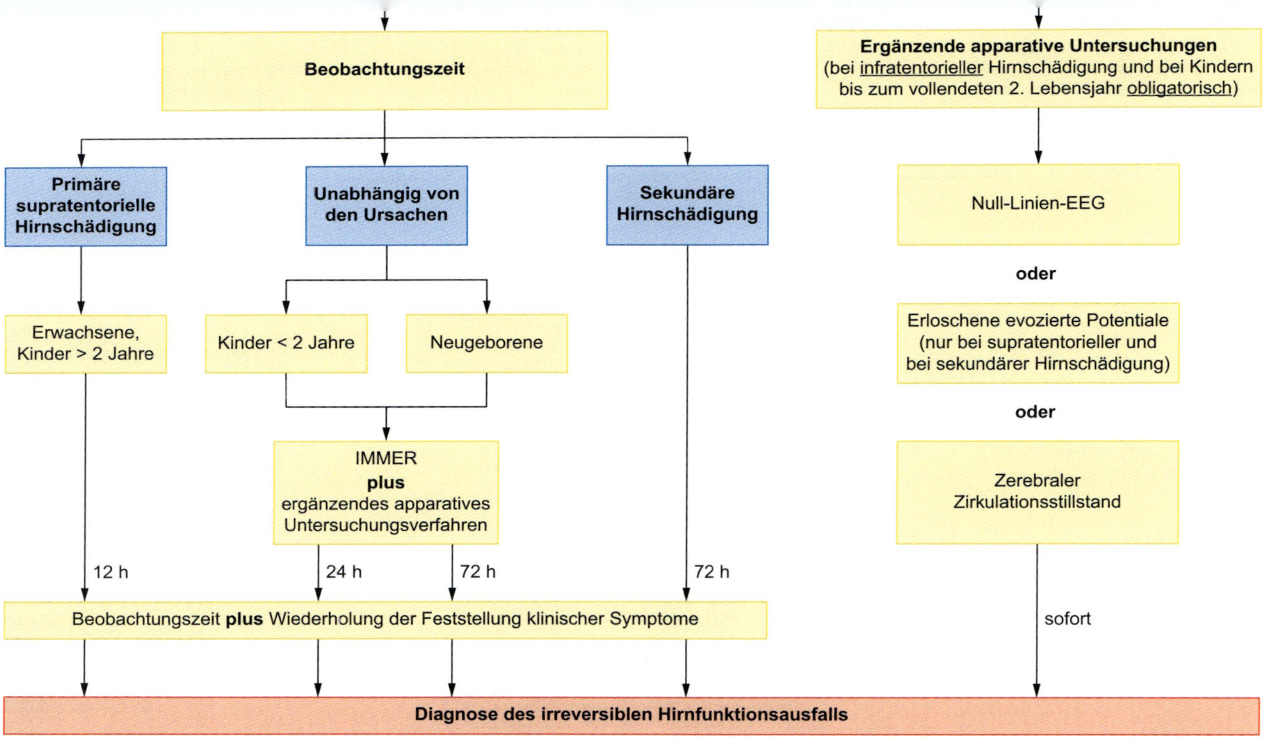
Beobachtungszeit
Ergänzende apparative Untersuchungen
(bei infratentorieller Hirnschädigung und bei Kindern bis zum vollendeten 2. Lebensjahr obligatorisch)
Primäre supratentorielle Hirnschädigung
Unabhängig von den Ursachen
Sekundäre Hirnschädigung
Null-Linien-EEG
oder
Erwachsene, Kinder > 2 Jahre
Kinder < 2 Jahre
Neugeborene
Erloschene evozierte Potentiale (nur bei supratentorieller und bei sekundärer Hirnschädigung)
oder
IMMER
plus
ergänzendes apparatives Untersuchungsverfahren
Zerebraler Zirkulationsstillstand
12 h
24 h
72 h
72 h
Beobachtungszeit plus Wiederholung der Feststellung klinischer Symptome
sofort
Diagnose des irreversiblen Hirnfunktionsausfalls

Neurogene Blasenfunktionsstörung

1) Antimuskarinergika
- Oxybutynin (z.B. Dridase): 3×2,5 mg bis max. 4×5 mg
- Tolterodin (z.B. Detrusitol): 2×2 mg
- Solifenacin (z.B. Vesicur): 1×5 mg
- Trospiumchlorid (z.B. Spasmex): 3×10 bis 3×15 mg

2) Alphablocker
- Tamsolusin (z.B. Tamsolusin): 1×0,4 mg
- Silodosin (z.B. Urorec): 1×8 mg

3) Cholinergika
- Bethanechol (z.B. Myocholine): bis zu 4×25–50 mg
- Distigminbromid (z.B. Ubretid): bis zu 2×5 mg

4) β3-Adrenorezeptoragonist
- Mirabegron (z.B. Betmiga): 1×50 mg

V.a. neurogene Blasenfunktionsstörung

↓

- Trink- und Miktionstagebuch über ≥ 2 Tage
- Labor (Krea, Harnstoff, GFR,CRP, E-Lyte, Urinsediment, evtl. 24 h Krea-Clearance)
- Restharnbestimmung (normal < 50 ml)

↓

Primär urologische (gynäkologische) Ursache ausgeschlossen?

- nein → Urologische (z.B. Prostata), ggf. gynäkologische Abklärung (z.B. Beckenboden)
- ja ↓

Neurologische Untersuchung
inkl. Kremasterreflex (L1–L2), Tonus des Analsphincter (S3/S4), Analreflex (S3–S5), Reithosenanästhesie (S3–S5) gänzlich unauffällig

- ja → Urologische (z.B. Prostata), ggf. gynäkologische Abklärung (z.B. Beckenboden)
- nein ↓

Restharn?

- ja → Schwacher Harnstrahl (Uroflow), rezidiv. Harnwegsinfekte, reduzierter Harndrang
- nein → Pollakisurie, Nykturie, Harndranggefühl bis zur Ausbildung einer Dranginkontinenz
- ja oder nein → Startschwierigkeiten, unterbrochener Harnstrahl (Uroflow), evtl. Aufstau (Nierensono)

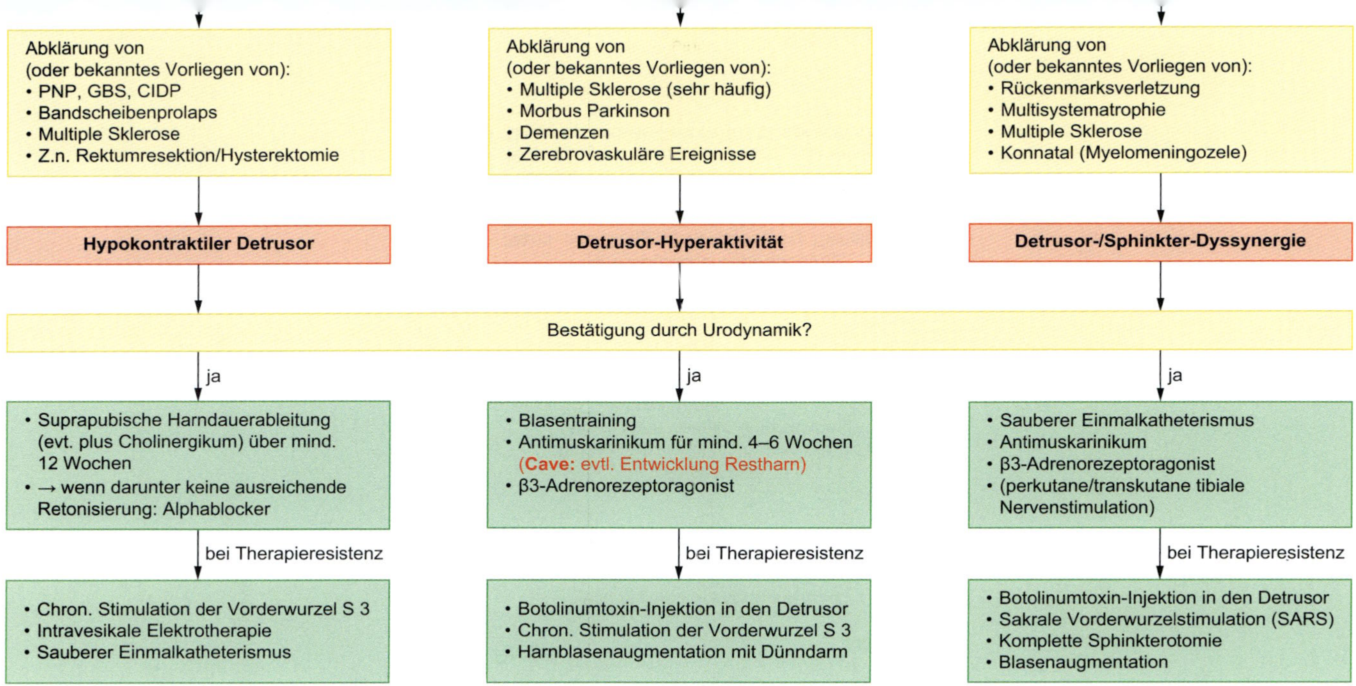
Abklärung von
(oder bekanntes Vorliegen von):
• PNP, GBS, CIDP
• Bandscheibenprolaps
• Multiple Sklerose
• Z.n. Rektumresektion/Hysterektomie
Abklärung von
(oder bekanntes Vorliegen von):
• Multiple Sklerose (sehr häufig)
• Morbus Parkinson
• Demenzen
• Zerebrovaskuläre Ereignisse
Abklärung von
(oder bekanntes Vorliegen von):
• Rückenmarksverletzung
• Multisystematrophie
• Multiple Sklerose
• Konnatal (Myelomeningozele)
Hypokontraktiler Detrusor
Detrusor-Hyperaktivität
Detrusor-/Sphinkter-Dyssynergie
Bestätigung durch Urodynamik?
ja
ja
ja
• Suprapubische Harndauerableitung (evt. plus Cholinergikum) über mind. 12 Wochen
• → wenn darunter keine ausreichende Retonisierung: Alphablocker
• Blasentraining
• Antimuskarinikum für mind. 4–6 Wochen (Cave: evtl. Entwicklung Restharn)
• β3-Adrenorezeptoragonist
• Sauberer Einmalkatheterismus
• Antimuskarinikum
• β3-Adrenorezeptoragonist
• (perkutane/transkutane tibiale Nervenstimulation)
bei Therapieresistenz
bei Therapieresistenz
bei Therapieresistenz
• Chron. Stimulation der Vorderwurzel S 3
• Intravesikale Elektrotherapie
• Sauberer Einmalkatheterismus
• Botolinumtoxin-Injektion in den Detrusor
• Chron. Stimulation der Vorderwurzel S 3
• Harnblasenaugmentation mit Dünndarm
• Botolinumtoxin-Injektion in den Detrusor
• Sakrale Vorderwurzelstimulation (SARS)
• Komplette Sphinkterotomie
• Blasenaugmentation

Chronische Gangstörung

V.a. chronische Gangstörung

↓

Anamnese

Stürze? Schwindel? Zeitlicher Verlauf?
Gehen ohne visuelle Unterstützung?
Taubheit/Kribbeln der Füße?
Gedächtnisstörung/Inkontinenz?

↓

Neurologische Untersuchung

- Stand- und Gangproben: Strichgang, Einbeinstand, Fersen- und Zehengang
- Romberg- und Tandem-Romberg-Stehversuch
- Pull-Test
- 10 m Gangtest (Norm 1,23 m/s ♀, 1,37 m/s ♂)
- Timed Up-and-Go-Test (> 10–12 sek ≙ Sturzrisiko↑)

↓

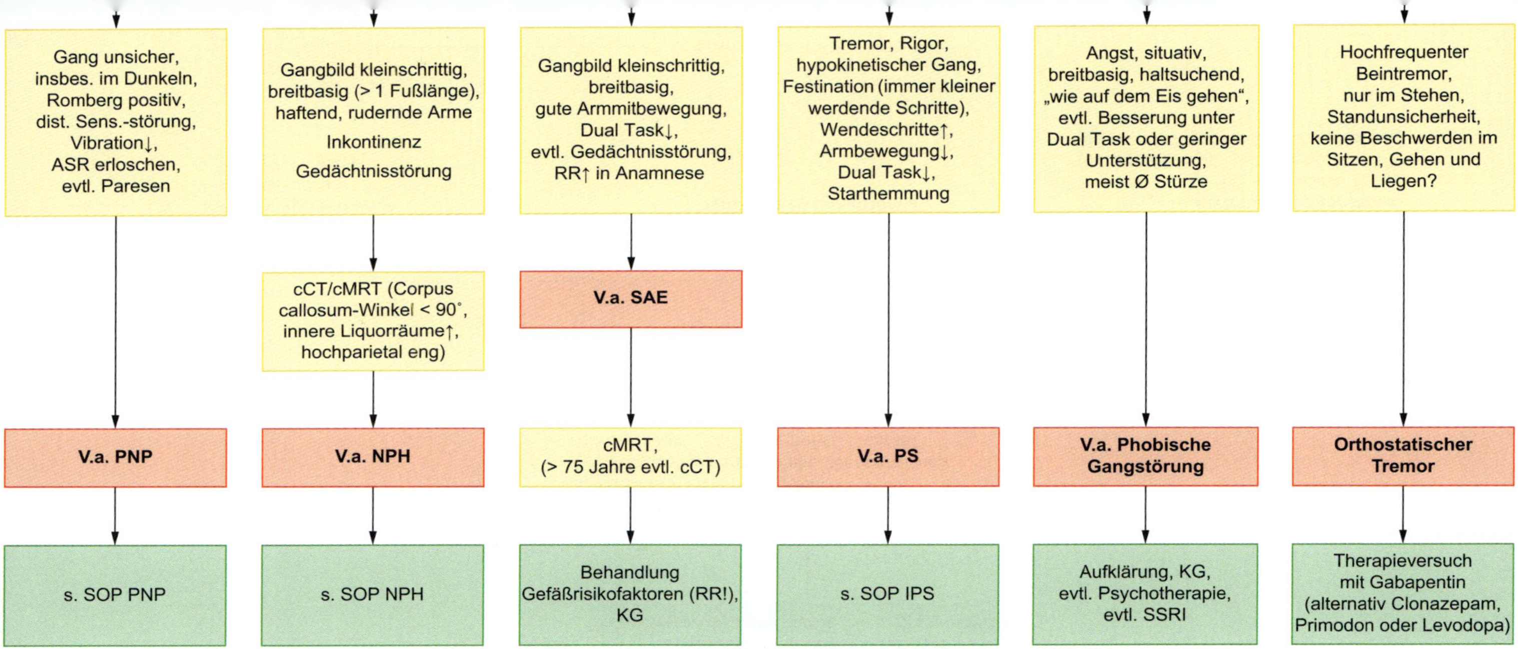
Gang unsicher, insbes. im Dunkeln, Romberg positiv, dist. Sens.-störung, Vibration↓, ASR erloschen, evtl. Paresen
V.a. PNP
s. SOP PNP
Gangbild kleinschrittig, breitbasig (> 1 Fußlänge), haftend, rudernde Arme
Inkontinenz
Gedächtnisstörung
cCT/cMRT (Corpus callosum-Winkel < 90°, innere Liquorräume↑, hochparietal eng)
V.a. NPH
s. SOP NPH
Gangbild kleinschrittig, breitbasig, gute Armmitbewegung, Dual Task↓, evtl. Gedächtnisstörung, RR↑ in Anamnese
V.a. SAE
cMRT, (> 75 Jahre evtl. cCT)
Behandlung Gefäßrisikofaktoren (RR!), KG
Tremor, Rigor, hypokinetischer Gang, Festination (immer kleiner werdende Schritte), Wendeschritte↑, Armbewegung↓, Dual Task↓, Starthemmung
V.a. PS
s. SOP IPS
Angst, situativ, breitbasig, haltsuchend, „wie auf dem Eis gehen“, evtl. Besserung unter Dual Task oder geringer Unterstützung, meist Ø Stürze
V.a. Phobische Gangstörung
Aufklärung, KG, evtl. Psychotherapie, evtl. SSRI
Hochfrequenter Beintremor, nur im Stehen, Standunsicherheit, keine Beschwerden im Sitzen, Gehen und Liegen?
Orthostatischer Tremor
Therapieversuch mit Gabapentin (alternativ Clonazepam, Primodon oder Levodopa)

Hyponatriämie

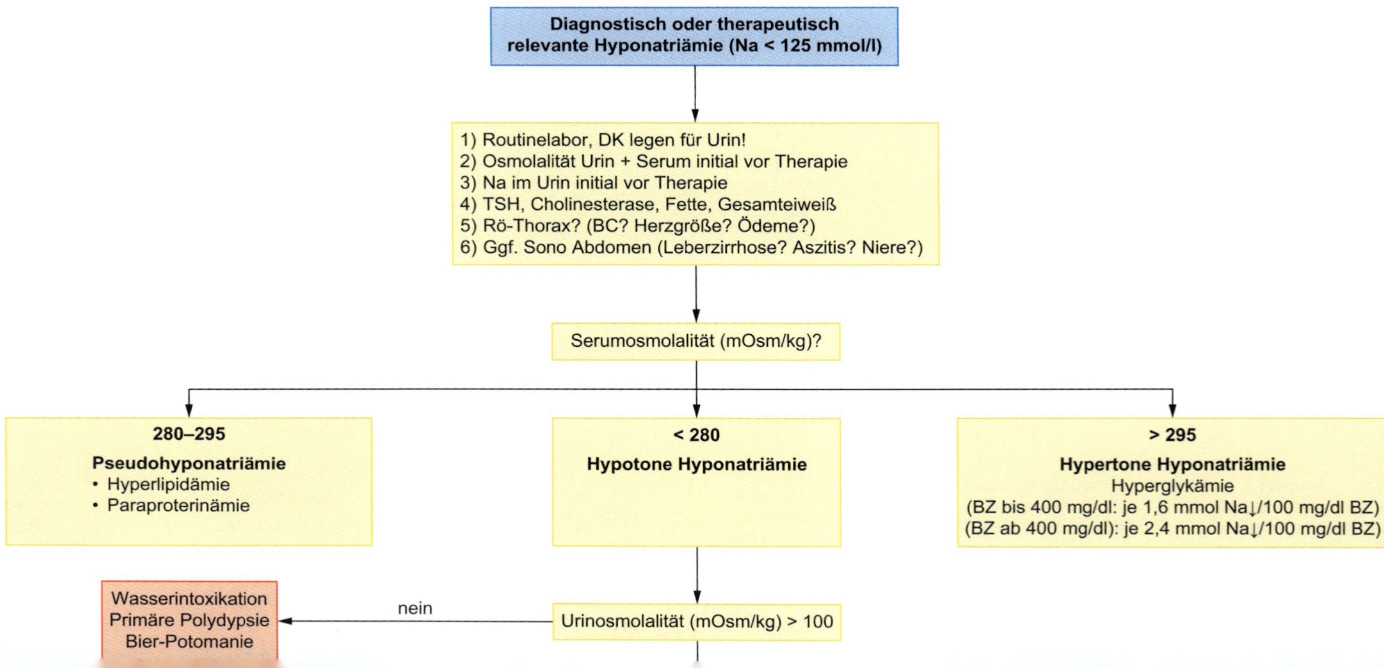

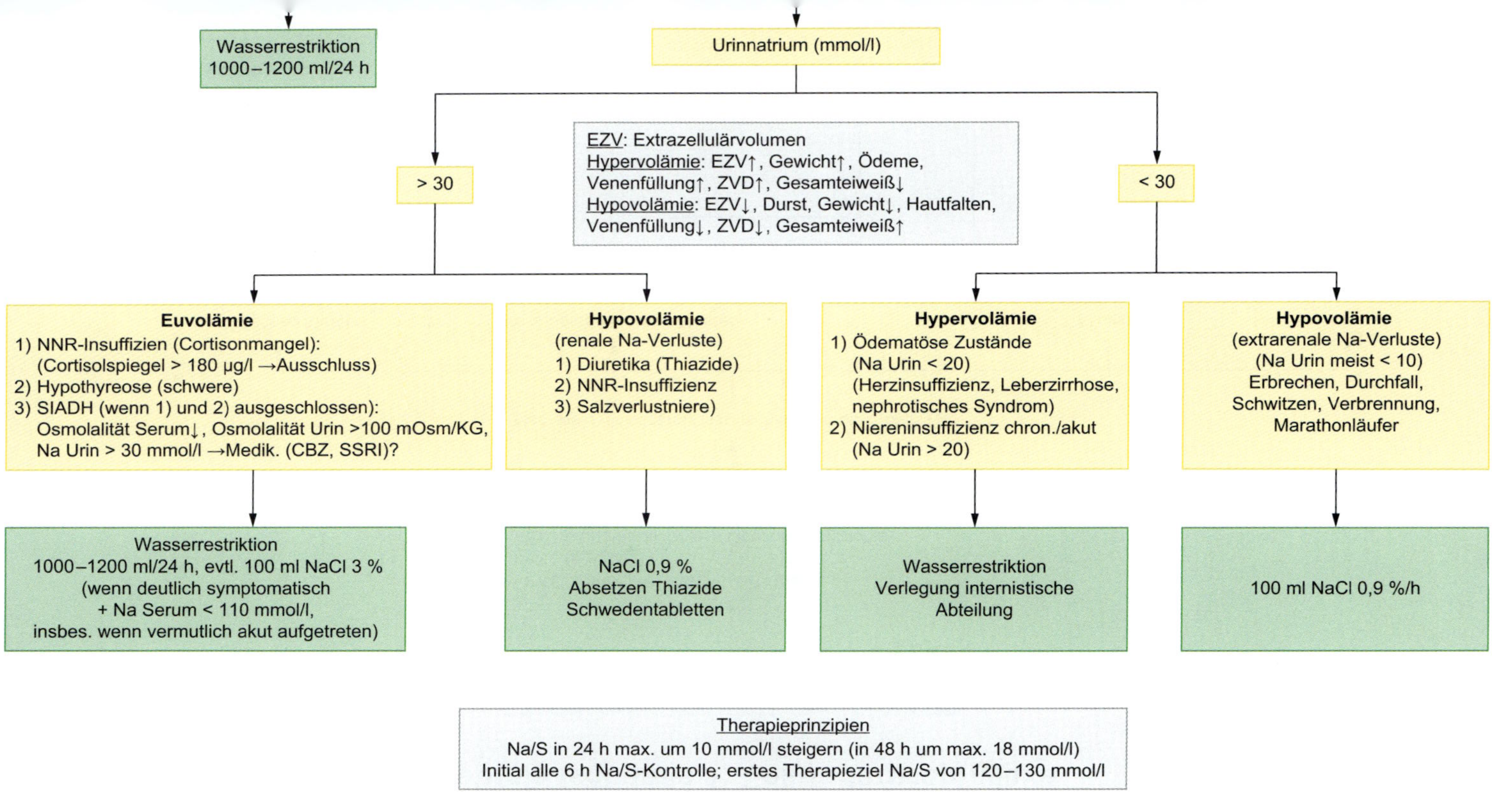
Wasserrestriktion
1000–1200 ml/24 h
Urinnatrium (mmol/l)
> 30
EZV: Extrazellulärvolumen
Hypervolämie: EZV↑, Gewicht↑, Ödeme, Venenfüllung↑, ZVD↑, Gesamteiweiß↓
Hypovolämie: EZV↓, Durst, Gewicht↓, Hautfalten, Venenfüllung↓, ZVD↓, Gesamteiweiß↑
< 30
Euvolämie
1) NNR-Insuffizien (Cortisonmangel): (Cortisolspiegel > 180 µg/l →Ausschluss)
2) Hypothyreose (schwere)
3) SIADH (wenn 1) und 2) ausgeschlossen): Osmolalität Serum↓, Osmolalität Urin >100 mOsm/KG, Na Urin > 30 mmol/l →Medik. (CBZ, SSRI)?
Hypovolämie
(renale Na-Verluste)
1) Diuretika (Thiazide)
2) NNR-Insuffizienz
3) Salzverlustniere)
Hypervolämie
1) Ödematöse Zustände (Na Urin < 20) (Herzinsuffizienz, Leberzirrhose, nephrotisches Syndrom)
2) Niereninsuffizienz chron./akut (Na Urin > 20)
Hypovolämie
(extrarenale Na-Verluste)
(Na Urin meist < 10)
Erbrechen, Durchfall, Schwitzen, Verbrennung, Marathonläufer
Wasserrestriktion
1000–1200 ml/24 h, evtl. 100 ml NaCl 3 %
(wenn deutlich symptomatisch
+ Na Serum < 110 mmol/l,
insbes. wenn vermutlich akut aufgetreten)
NaCl 0,9 %
Absetzen Thiazide
Schwedentabletten
Wasserrestriktion
Verlegung internistische Abteilung
100 ml NaCl 0,9 %/h
Therapieprinzipien
Na/S in 24 h max. um 10 mmol/l steigern (in 48 h um max. 18 mmol/l)
Initial alle 6 h Na/S-Kontrolle; erstes Therapieziel Na/S von 120–130 mmol/l

Zerebrale Ischämie 1: Sekundärprophylaxe

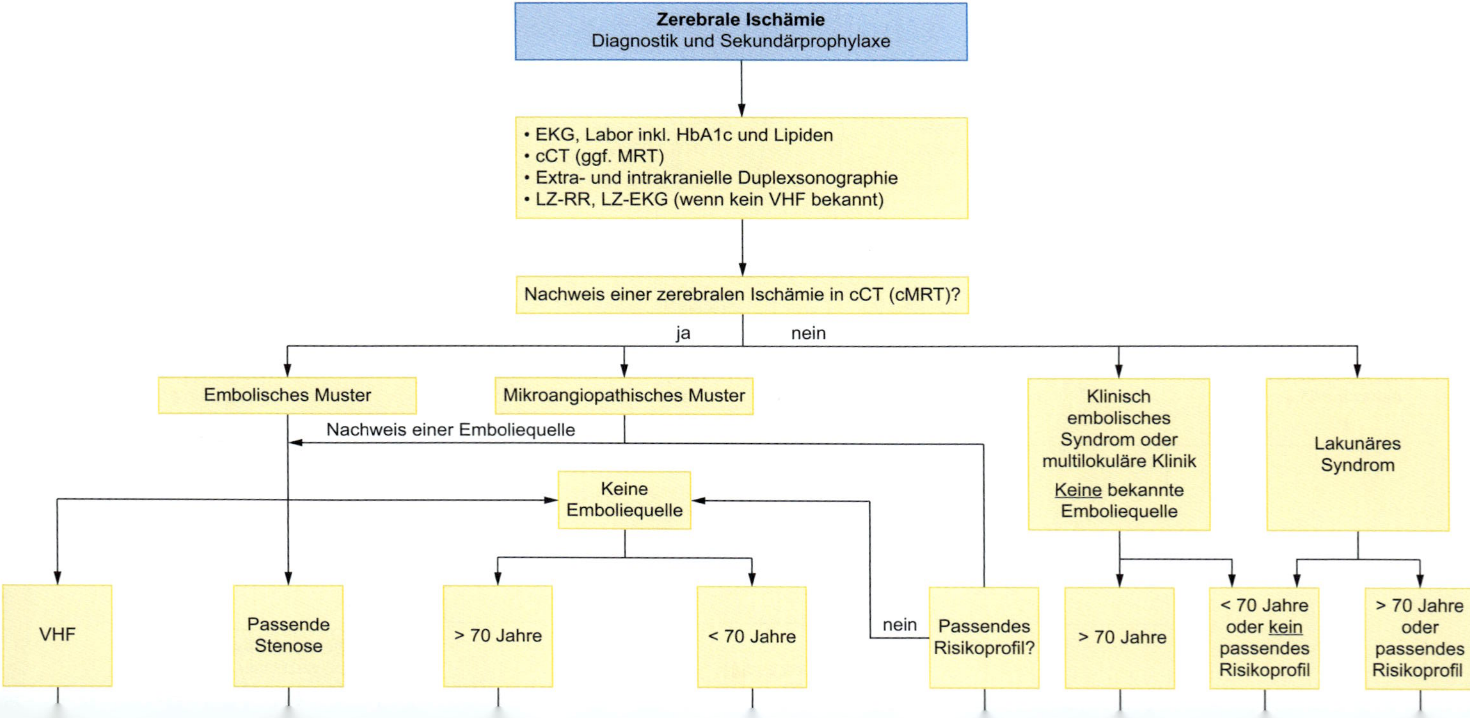

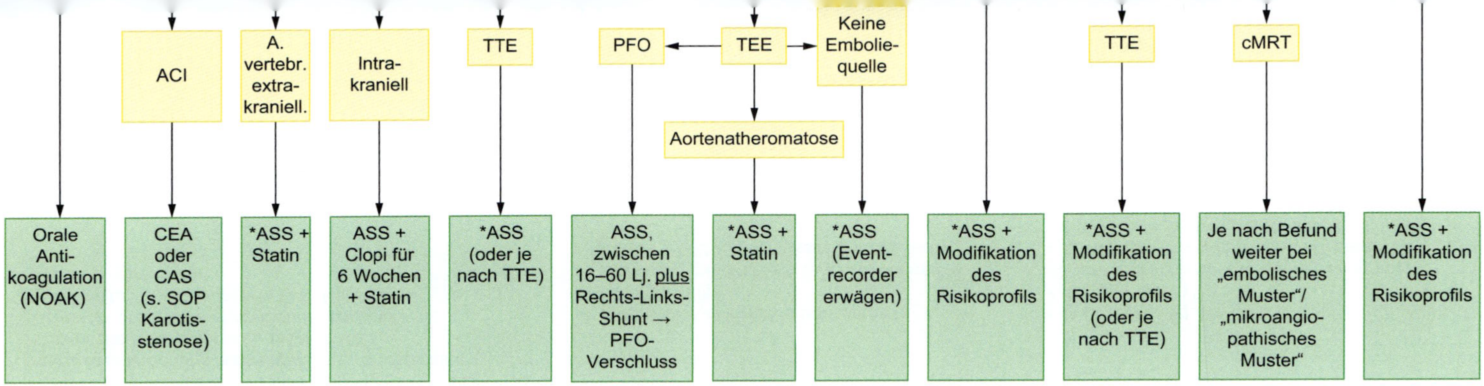

<u>Therapieprinzipien:</u>

- Optimierung des Blutdrucks: langfristiges Therapieziel systolisch < 130 mmHg/diastolisch < 80 mmHg
- Optimierung des Lipidstatus: alle zerebralen Ischämien mit einem LDL > 70 mg/dl erhalten ein Statin (z.B. 40 mg Simvastation oder bis 80 mg Atorvastatin), eine Statinerhöhung oder Ergänzung von Ezetimib
  * Erweiterte Diagnostik bei „juveniler zerebraler Ischämie“: Thrombophilie-Screening, Liquordiagnostik (Vaskulitis?), ggf. erweiterte VHF-Detektion (z.B. Eventrecorder)
- **Alle Patienten mit einem Minor Stroke (NIH-SS ≤ 3) <u>plus</u> Symptombeginn < 24 h erhalten gemäß der POINT-Studie für die ersten 21 Tage nach Ereignis ASS + Clopidogrel**

Transitorisch-ischämische Attacke (TIA)

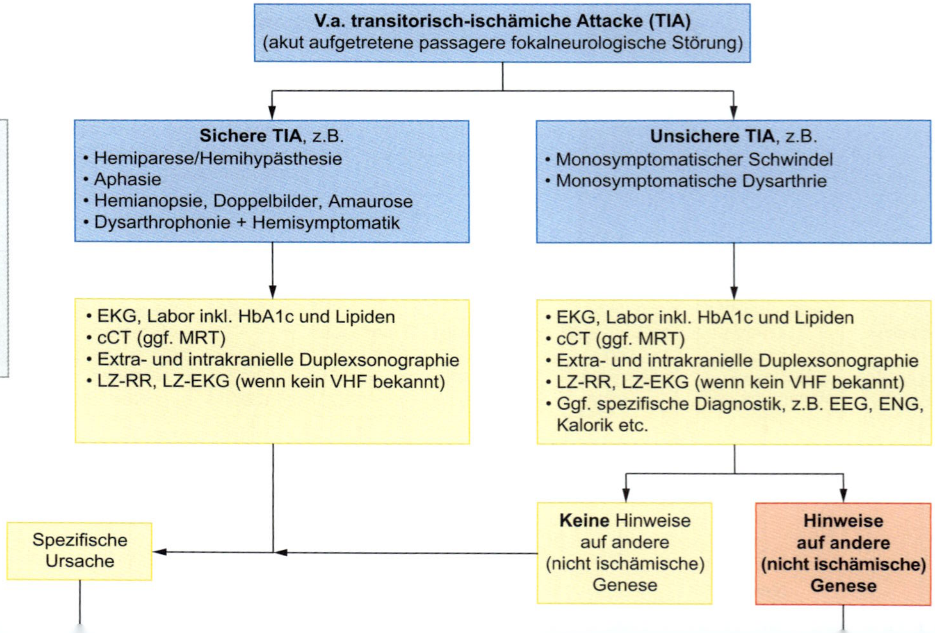

Therapieprinzipien:

- Optimierung des Blutdrucks: langfristiges Therapieziel systolisch < 130 mmHg/diastolisch < 80 mmHg
- Optimierung des Lipidstatus: alle TIAs mit einem LDL > 70 mg/dl erhalten ein Statin (z.B. 40 mg Simvastation oder bis 80 mg Atorvastatin), eine Statinerhöhung oder Ergänzung von Ezetimib
- Erweiterte Diagnostik bei „juveniler TIA“: Thrombophilie-Screening, Liquordiagnostik (Vaskulitis?), ggf. erweiterte VHF-Detektion (z.B. Eventrecorder)

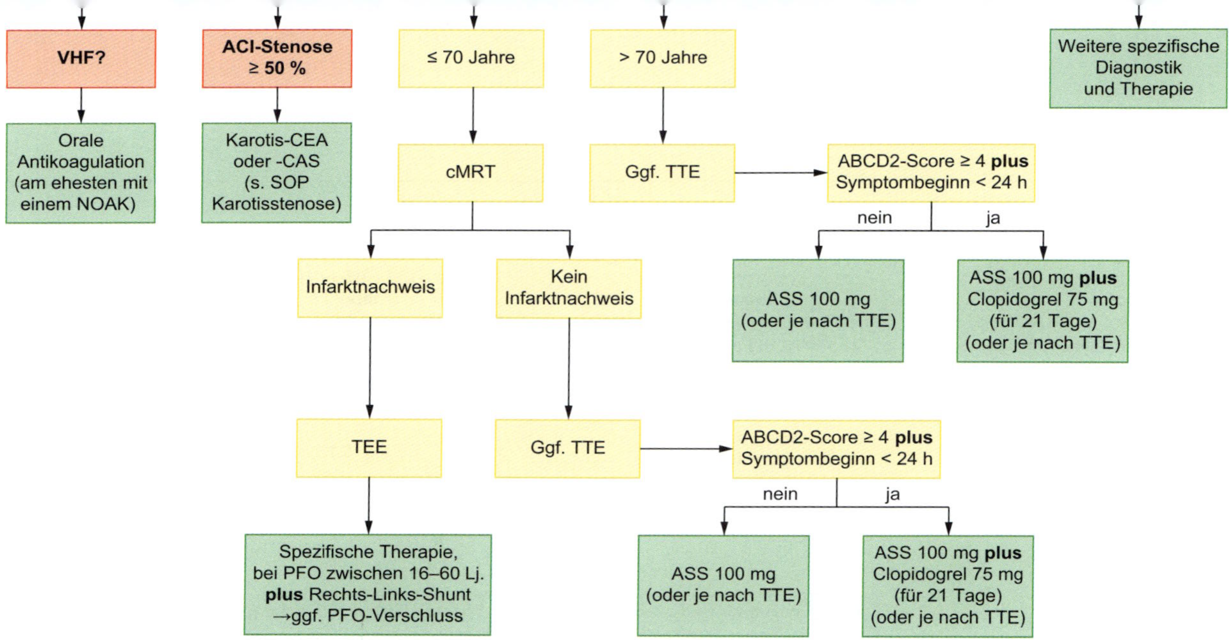

ABCD2-Score:

A	Alter	< 60 Jahre	≥ 60 Jahre	
B	Blutdruck	< 140 syst. und < 90 diast. mmHg	> 140 syst. oder > 90 diast. mmHg	
C	Clinical features (Symptome)	andere Beschwerden	Sprachstörung ohne einseitige Schwäche	einseitige Schwäche
D	Dauer der Symptome	< 10 min	10–59 min	≥ 60 min
D	Diabetes mellitus	nicht bestehend	bestehend	
Punkte		0	1	2

Zerebrale Ischämie 2: Rekanalisation

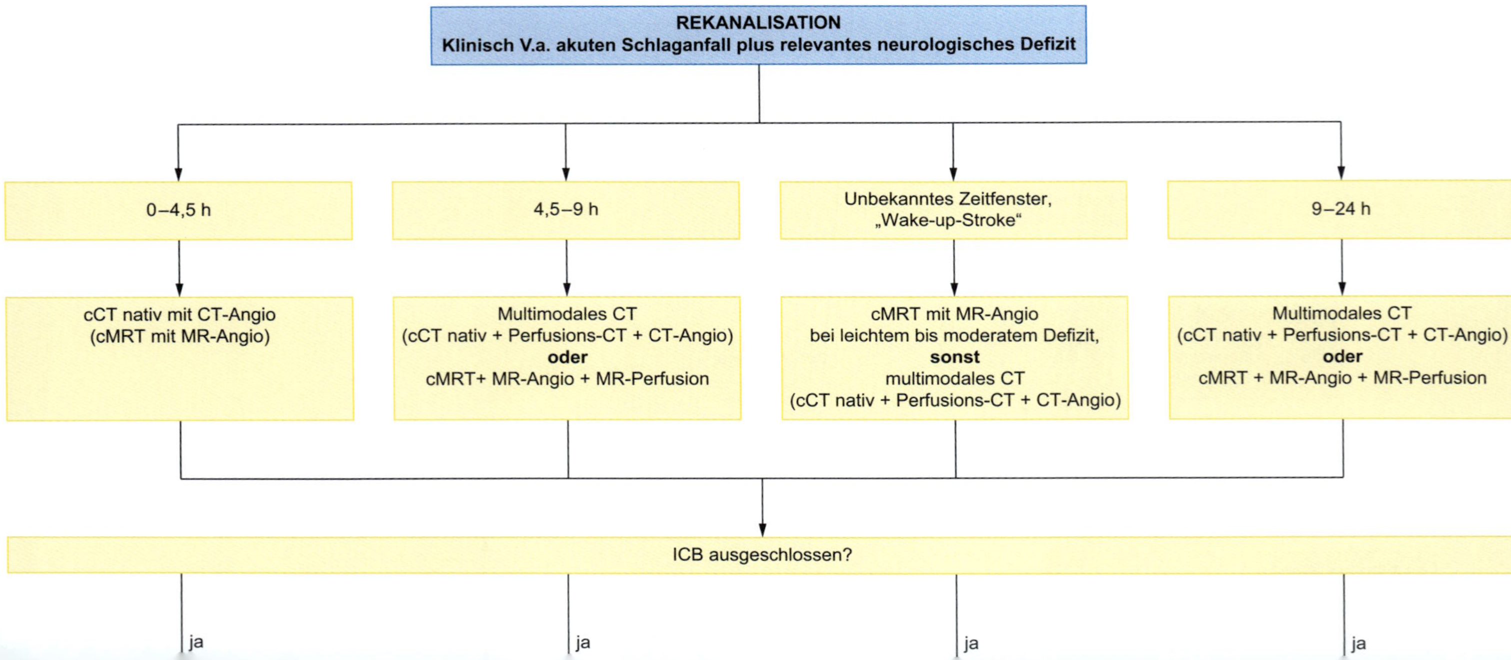

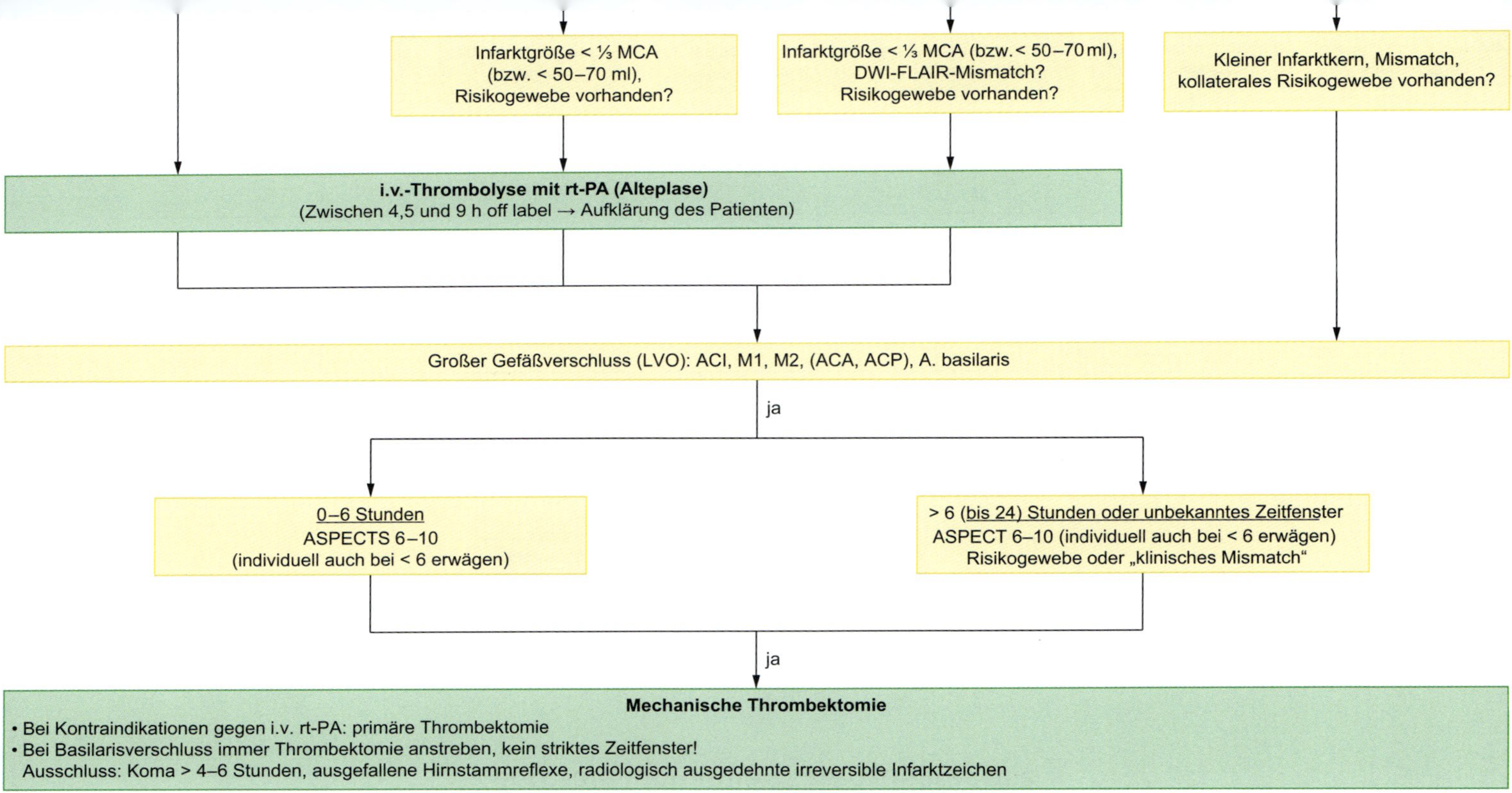
Infarktgröße < ⅓ MCA (bzw. < 50–70 ml), Risikogewebe vorhanden?
Infarktgröße < ⅓ MCA (bzw. < 50–70 ml), DWI-FLAIR-Mismatch? Risikogewebe vorhanden?
Kleiner Infarktkern, Mismatch, kollaterales Risikogewebe vorhanden?
i.v.-Thrombolyse mit rt-PA (Alteplase)
(Zwischen 4,5 und 9 h off label → Aufklärung des Patienten)
Großer Gefäßverschluss (LVO): ACI, M1, M2, (ACA, ACP), A. basilaris
ja
0–6 Stunden
ASPECTS 6–10
(individuell auch bei < 6 erwägen)
> 6 (bis 24) Stunden oder unbekanntes Zeitfenster
ASPECT 6–10 (individuell auch bei < 6 erwägen)
Risikogewebe oder „klinisches Mismatch“
ja
Mechanische Thrombektomie
• Bei Kontraindikationen gegen i.v. rt-PA: primäre Thrombektomie
• Bei Basilarisverschluss immer Thrombektomie anstreben, kein striktes Zeitfenster!
Ausschluss: Koma > 4–6 Stunden, ausgefallene Hirnstammreflexe, radiologisch ausgedehnte irreversible Infarktzeichen

Zerebrale Ischämie 3: Karotisstenose

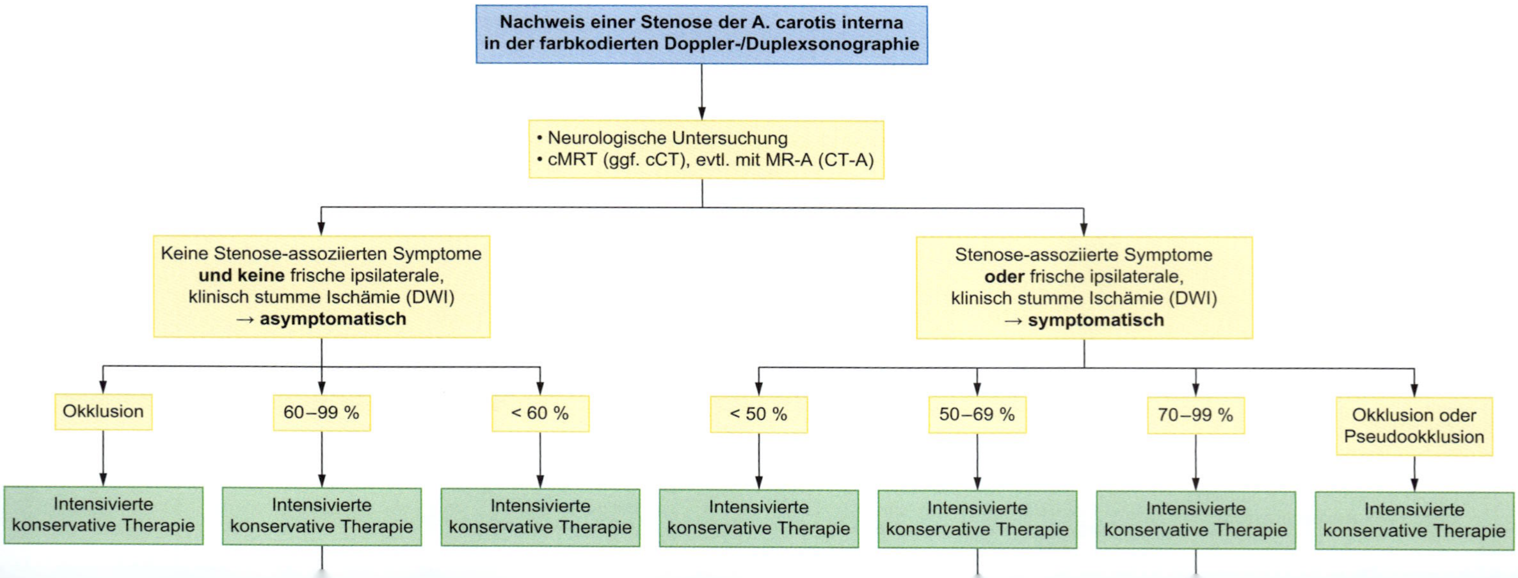

Argumente für Intervention:

1) Lebenserwartung > 5 Jahre
2) Sehr niedriges OP-Risiko (< 3 % notwendig)
3) Männliches Geschlecht
4) Stenosenprogredienz (> 10 %/Jahr)
5) Stenose > 80 %
6) Stenosenmorphologie (ulzeriert oder echoarm?)

→ CEA (oder CAS) kann erwogen werden

Innerhalb von 12 h nach Symptombeginn plus TIA oder NIH-SS ≤ 4 ASS + Clopi für 10–14 d erwägen

→ **Argumente für Intervention:**

1) Multiple kardiovask. Risikofaktoren
2) Niedriges OP-Risiko (< 5 %)
3) Männliches Geschlecht

→ CEA (oder CAS) innerhalb von 3–14 d

Innerhalb von 12 h nach Symptombeginn plus TIA oder NIH-SS ≤ 4: ASS + Clopi für 10–14 d erwägen

→ CEA (oder CAS) innerhalb von 3–14 d

Prinzipien einer intensivierten konservativen Therapie:

- Thrombozytenfunktionshemmer
- Hoch dosiertes Statin (Ziel LDL-Chol. < 70 mg/dl bzw. Reduktion > 50 % bei Ausgangs-LDL zwischen 70–135 mg/dl)
- Ziel-Blutdruck < 130/80 mmHg
- Ggf. Optimierung einer Diabetes-Einstellung
- Optimierung des Lebensstils: Beendigung Nikotinabsus, gesunde Ernährung, Gewichtsoptimierung, Bewegung

Welches Interventionsverfahren (CEA oder CAS)?

- Eher **CEA** bei älteren Patienten (> 70. Lebensjahr), früh-elektive CEA nach neurologischem/retinalem Indexereignis, langstreckigen, stark verkalkten, elongierten oder ulzerierten Stenosen, erschwertem Zugang für CAS
- Eher **CA**S bei Restenosen nach CEA, radiogenen Stenosen, hochzervikalen Stenosen, Tandemstenosen, kontralateraler Parese des N. laryngeus recurrens

Spontane intrazerebrale Blutung (ICB)

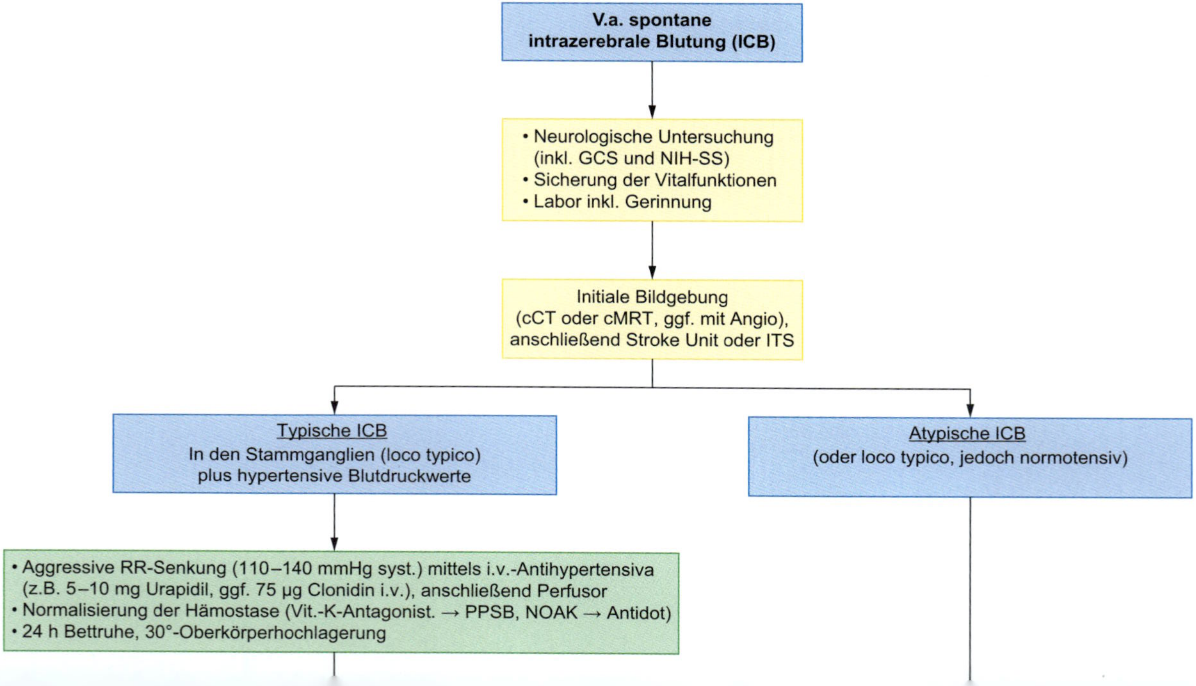

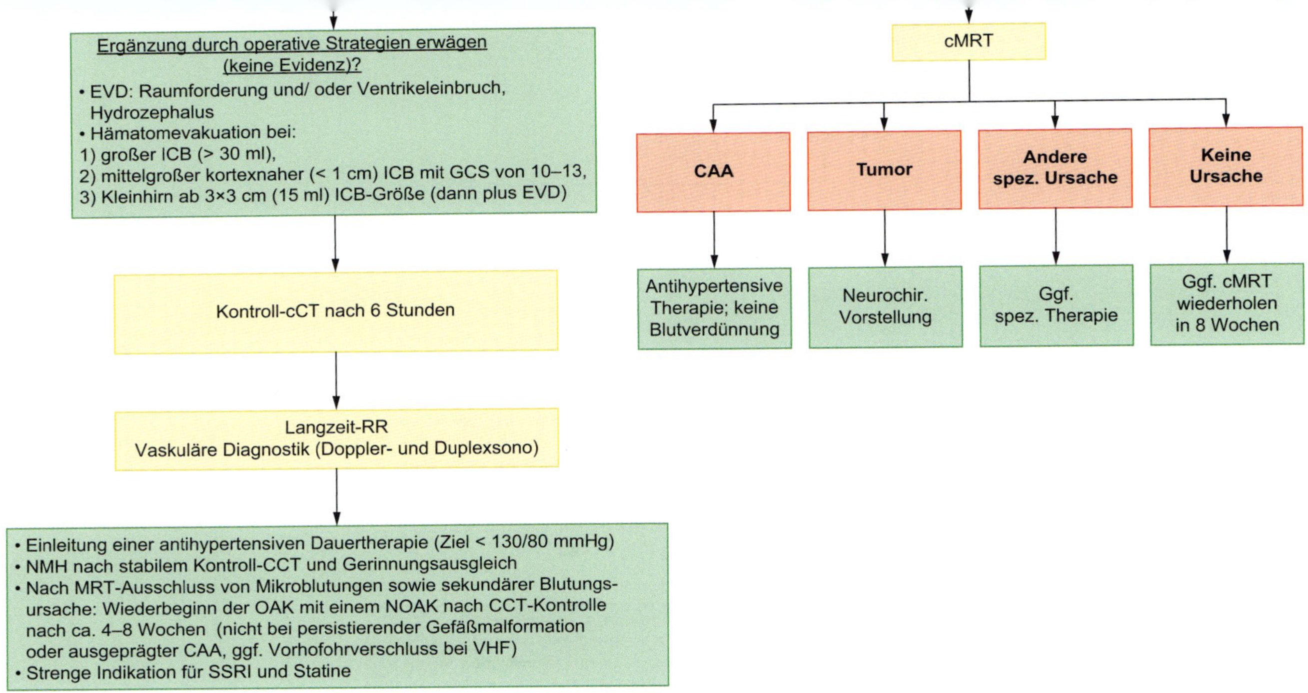
Ergänzung durch operative Strategien erwägen (keine Evidenz)?
• EVD: Raumforderung und/ oder Ventrikeleinbruch, Hydrozephalus
• Hämatomevakuation bei:
1) großer ICB (> 30 ml),
2) mittelgroßer kortexnaher (< 1 cm) ICB mit GCS von 10–13,
3) Kleinhirn ab 3×3 cm (15 ml) ICB-Größe (dann plus EVD)
Kontroll-cCT nach 6 Stunden
Langzeit-RR
Vaskuläre Diagnostik (Doppler- und Duplexsono)
• Einleitung einer antihypertensiven Dauertherapie (Ziel < 130/80 mmHg)
• NMH nach stabilem Kontroll-CCT und Gerinnungsausgleich
• Nach MRT-Ausschluss von Mikroblutungen sowie sekundärer Blutungsursache: Wiederbeginn der OAK mit einem NOAK nach CCT-Kontrolle nach ca. 4–8 Wochen (nicht bei persistierender Gefäßmalformation oder ausgeprägter CAA, ggf. Vorhofohrverschluss bei VHF)
• Strenge Indikation für SSRI und Statine
cMRT
CAA
Antihypertensive Therapie; keine Blutverdünnung
Tumor
Neurochir. Vorstellung
Andere spez. Ursache
Ggf. spez. Therapie
Keine Ursache
Ggf. cMRT wiederholen in 8 Wochen

Subarachnoidalblutung (SAB) 1: Diagnostik und Therapie

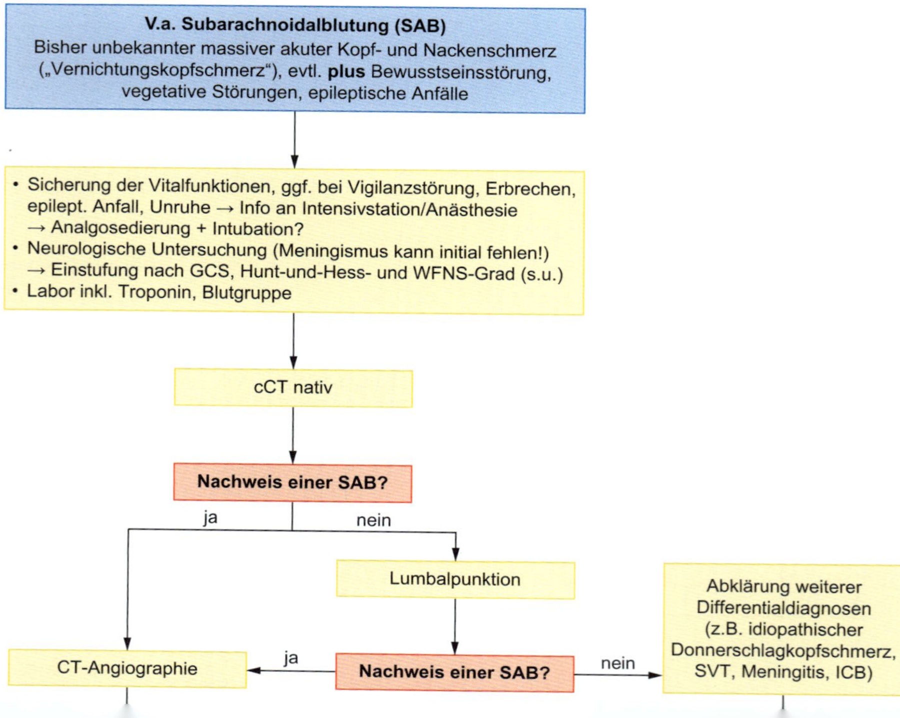

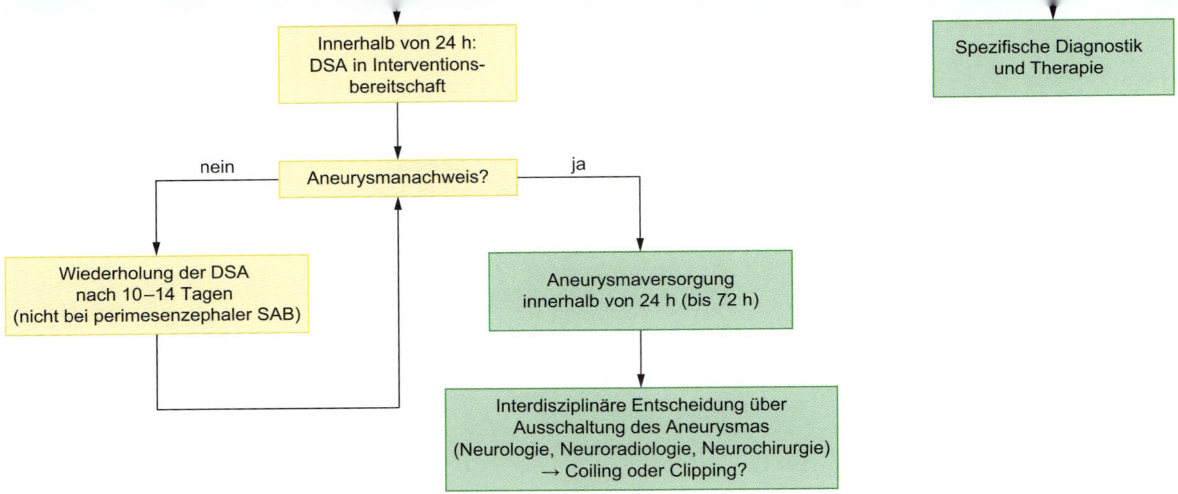

Hunt- und Hess	Klinik	WFNS	GCS	motorisches Defizit/Aphasie
I	Asymptomatisch, leichter Kopfschmerz/Meningismus	1	15	nicht vorhanden
II	Starke Kopfschmerzen, Meningismus, keine Fokalzeichen (außer HN)	2	13–14	nicht vorhanden
III	Somnolenz, Verwirrtheit, leichte ZNS-Fokalzeichen	3	13–14	vorhanden
IV	Sopor, vegetative Störung, mäßige bis schwere ZNS-Fokalzeichen	4	7–12	nicht vorhanden oder vorhanden
V	Koma, Einklemmungszeichen	5	3–6	nicht vorhanden oder vorhanden

Subarachnoidalblutung (SAB) 2: Überwachung

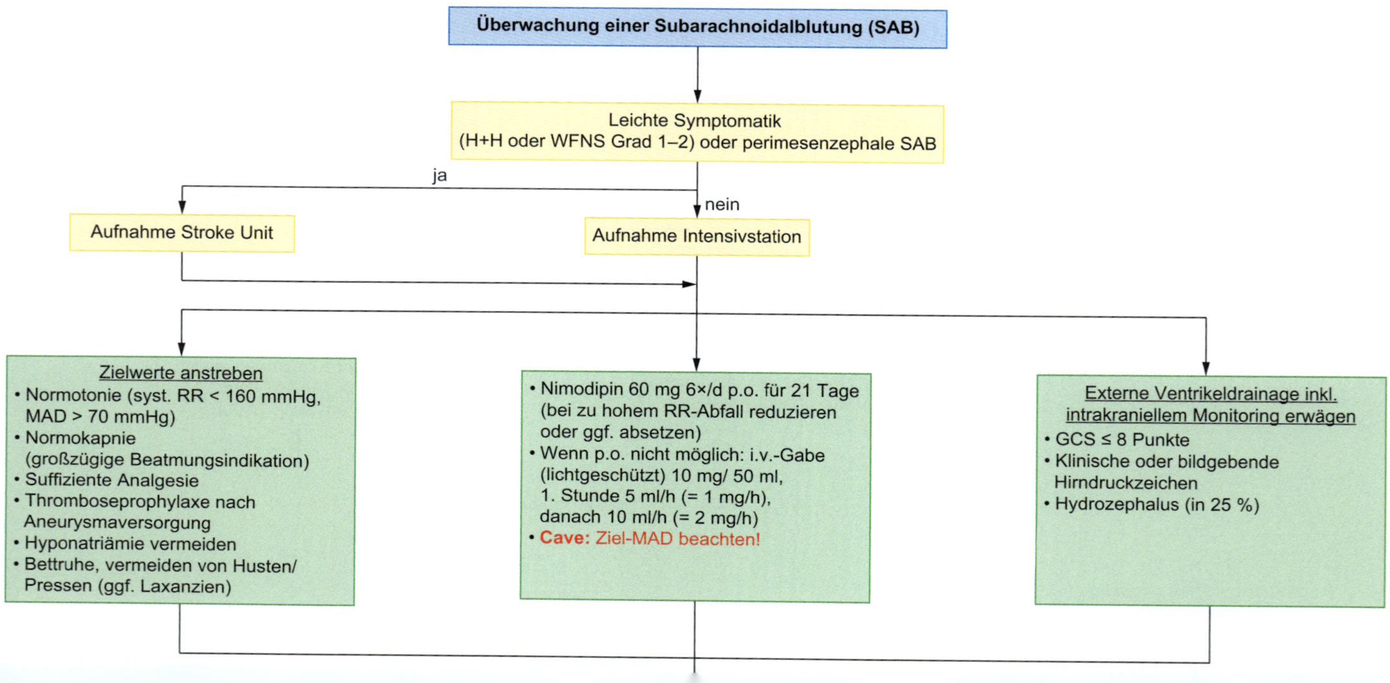

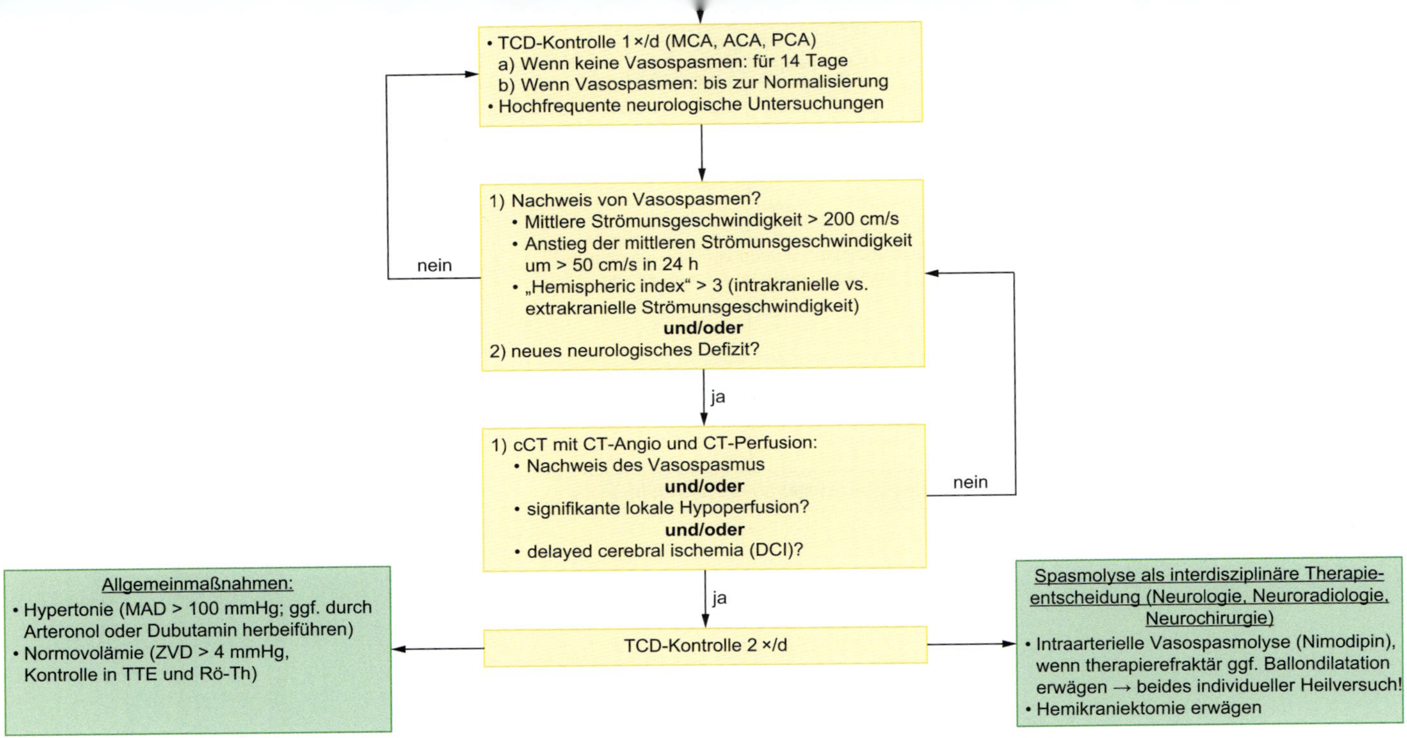
• TCD-Kontrolle 1 ×/d (MCA, ACA, PCA)
a) Wenn keine Vasospasmen: für 14 Tage
b) Wenn Vasospasmen: bis zur Normalisierung
• Hochfrequente neurologische Untersuchungen
1) Nachweis von Vasospasmen?
• Mittlere Strömunsgeschwindigkeit > 200 cm/s
• Anstieg der mittleren Strömunsgeschwindigkeit um > 50 cm/s in 24 h
• „Hemispheric index“ > 3 (intrakranielle vs. extrakranielle Strömunsgeschwindigkeit)
und/oder
2) neues neurologisches Defizit?
nein
ja
1) cCT mit CT-Angio und CT-Perfusion:
• Nachweis des Vasospasmus
und/oder
• signifikante lokale Hypoperfusion?
und/oder
• delayed cerebral ischemia (DCI)?
nein
ja
TCD-Kontrolle 2 ×/d
Allgemeinmaßnahmen:
• Hypertonie (MAD > 100 mmHg; ggf. durch Arteronol oder Dubutamin herbeiführen)
• Normovolämie (ZVD > 4 mmHg, Kontrolle in TTE und Rö-Th)
Spasmolyse als interdisziplinäre Therapieentscheidung (Neurologie, Neuroradiologie, Neurochirurgie)
• Intraarterielle Vasospasmolyse (Nimodipin), wenn therapierefraktär ggf. Ballondilatation erwägen → beides individueller Heilversuch!
• Hemikraniektomie erwägen

Nicht rupturiertes zerebrales Aneurysma

Hochrisikofaktoren

Anatomie:
- Hintere Zirkulation
- Größenwachstum > 1 mm
- Irreguläres oder gelapptes Aneurysma

Patientenspezifisch:
- Vorherige Aneurysmaruptur
- ≥ 2 Verwandte 1. Grades mit Aneurysmaruptur
- Weibliches Geschlecht
- Multiple Aneurysmen
- Fortgesetzt Hypertonus/Nikotin- oder Alkoholabusus

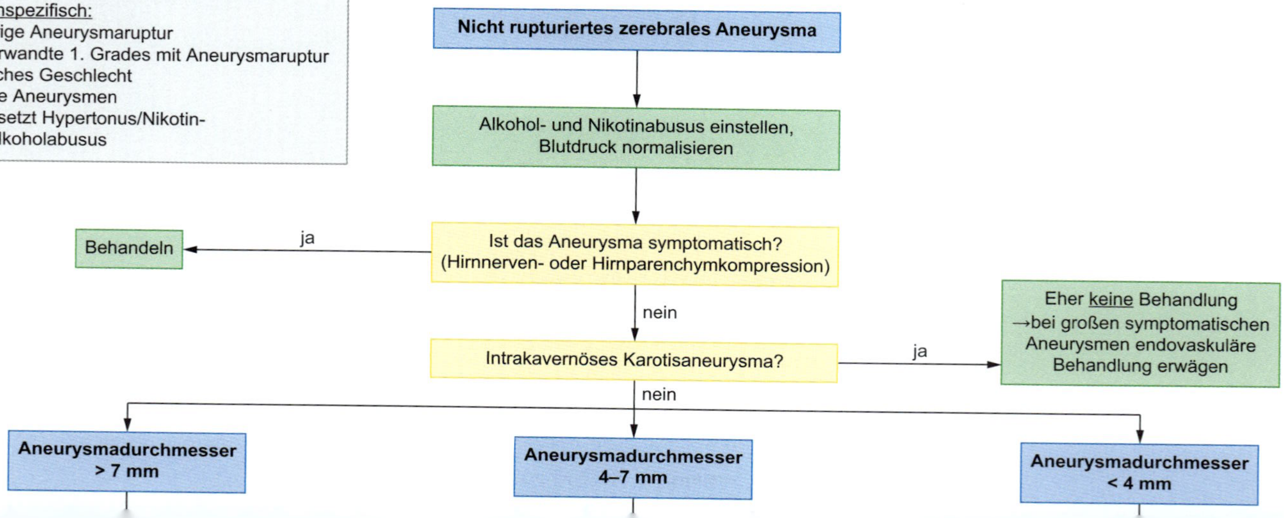

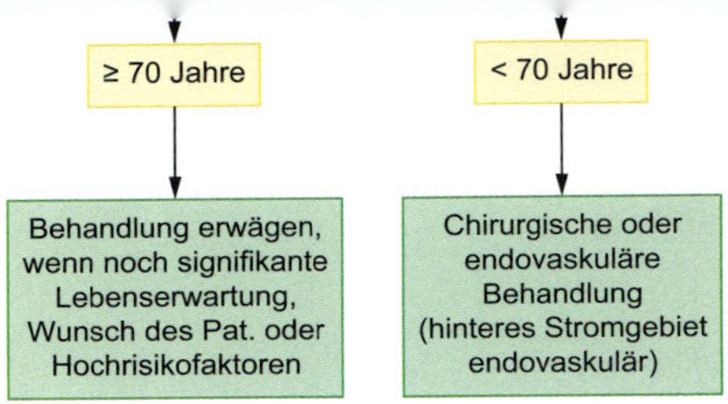

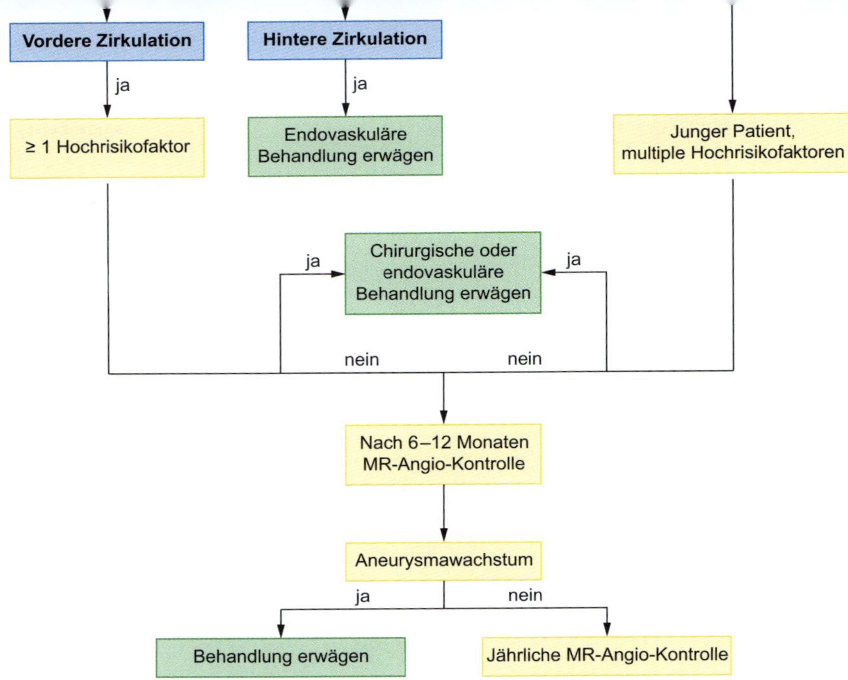

(Punkte)

Phases Score

Population
Nordamerika/Europa (0), Japan (3), Finnland (5)

Hypertonie
Nein (0), Ja (1)

Alter
< 70 Jahre (0), ≥ 70 Jahre (1)

Größe des Aneurysmas
< 7 mm (0), 7,0–9,9 mm (3), 10,0–19,9 mm (6), ≥ 20 mm (10)

Frühere SAB
Nein (0), Ja (1)

Lokalisation des Aneurysmas
ACI (0), ACM (2), Vertebrobasilär (4)

Das 5-Jahres-Risiko für eine Aneurysmaruptur steigt mit der Punktzahl: ≤ 2 Punkte (0,4 %), über 8 Punkte (3,2 %), bis ≥ 12 Punkte (17,8%)

Zerebrale Sinus- und Venenthrombose (SVT)

V.a. zerebrale Sinus- und Venenthrombose (SVT)
Neuer Kopfschmerz **plus**
fokalneurologische Symptome, Stauungspapille, epileptische Anfälle, Sehstörung oder Delir

↓

Zusätzliche Risikofaktoren
- Weibliches Geschlecht
- Schwangerschaft, orale Kontrazeptiva
- Thrombophilie
- Infektion, Malignom

↓ ja

Blutentnahme
- Routinelabor
- D-Dimere (negativ prädiktiv)
- Ggf. Thrombophiliescreening

↓

MRT (CT) mit Venographie
- Stauungsblutung/-infarkt?
- Direkter Thrombusnachweis?
- Indirekte Thrombuszeichen (Empty-Triangle oder Cord Sign)

→ nein

Hinweise auf Differentialdiagnosen
- Primäre intrazerebrale Blutung (ICB)
- Subarachnoidalblutung (SAB)
- Raumforderung/Subduralhämatom
- Migräne

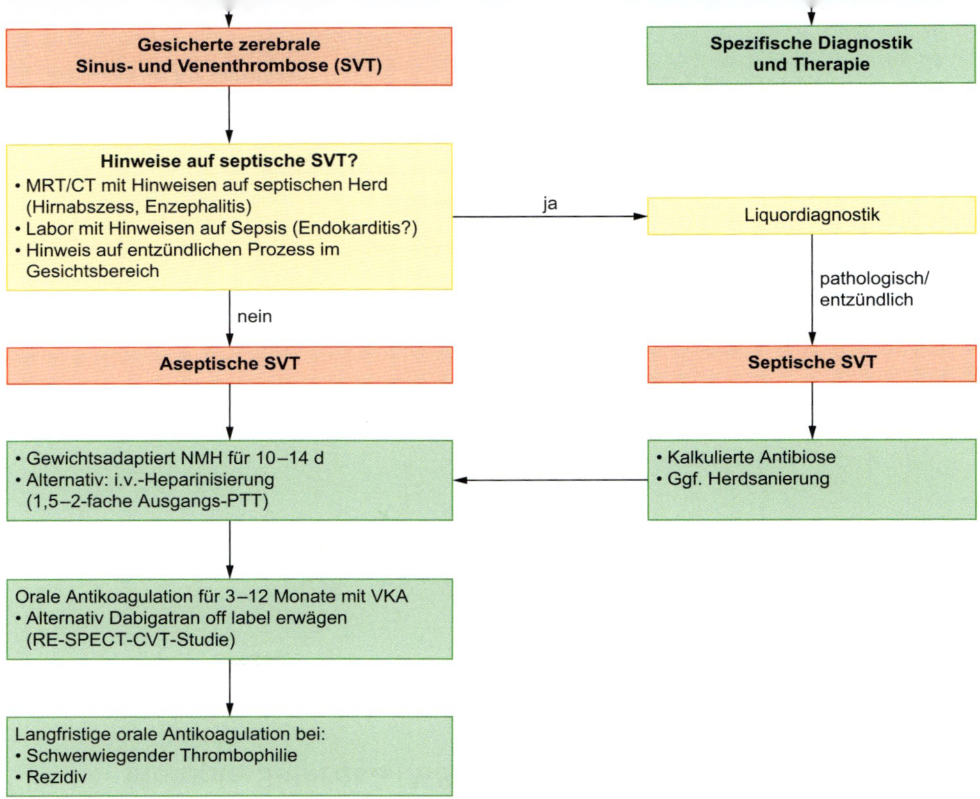

Gesicherte zerebrale Sinus- und Venenthrombose (SVT)
Spezifische Diagnostik und Therapie
Hinweise auf septische SVT?
• MRT/CT mit Hinweisen auf septischen Herd (Hirnabszess, Enzephalitis)
• Labor mit Hinweisen auf Sepsis (Endokarditis?)
• Hinweis auf entzündlichen Prozess im Gesichtsbereich
ja
Liquordiagnostik
pathologisch/ entzündlich
nein
Aseptische SVT
Septische SVT
• Gewichtsadaptiert NMH für 10–14 d
• Alternativ: i.v.-Heparinisierung (1,5–2-fache Ausgangs-PTT)
• Kalkulierte Antibiose
• Ggf. Herdsanierung
Orale Antikoagulation für 3–12 Monate mit VKA
• Alternativ Dabigatran off label erwägen (RE-SPECT-CVT-Studie)
Langfristige orale Antikoagulation bei:
• Schwerwiegender Thrombophilie
• Rezidiv

Multiple Sklerose (MS): Erstdiagnose

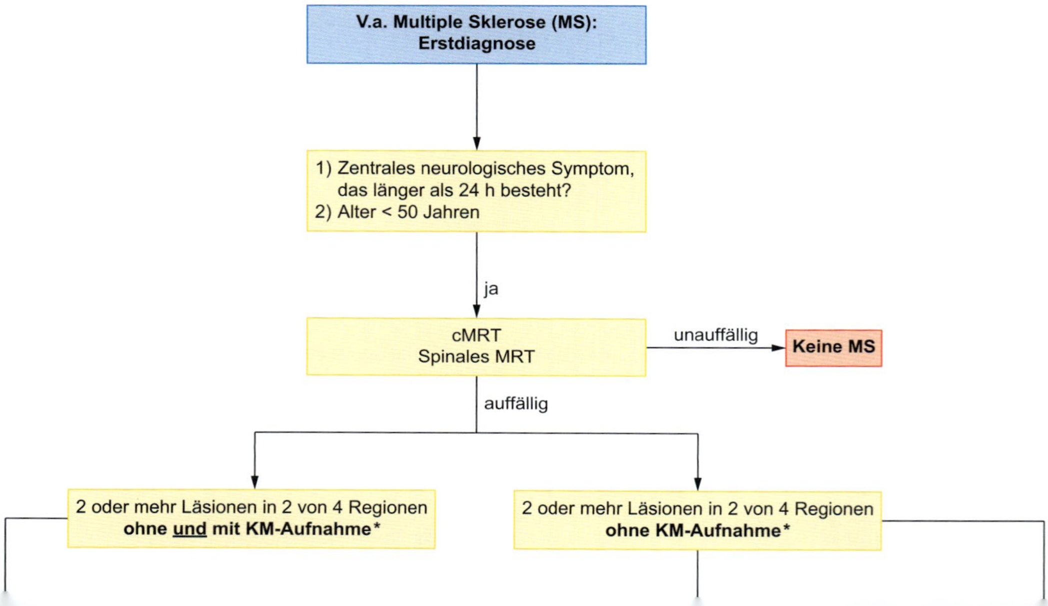

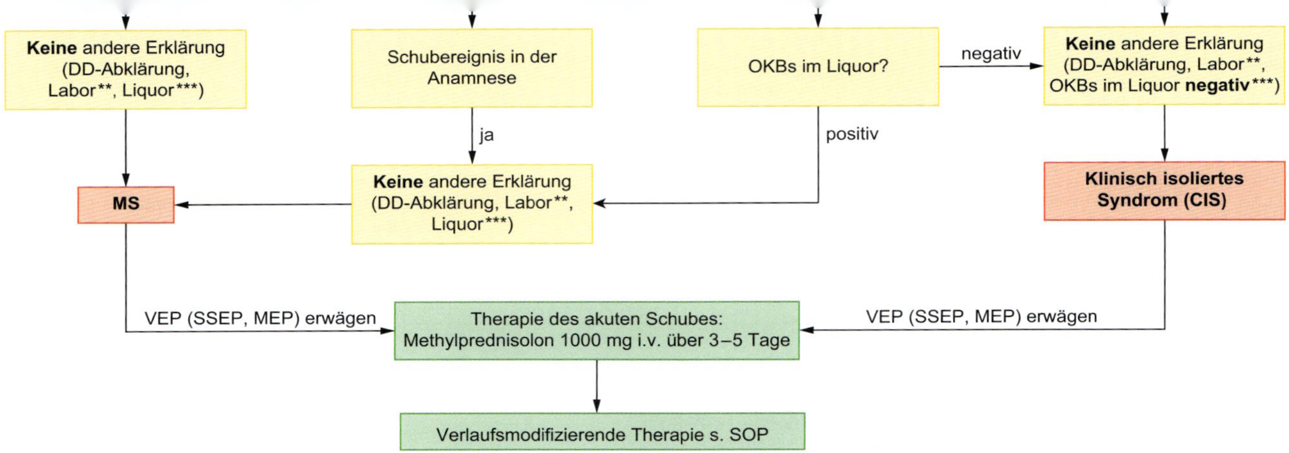

* MRT-Swanton-Kriterien: 2 oder mehrere T2-Läsionen in 2 von 4 Regionen (juxtakortikal/kortikal, periventrikulär, infratentoriell, spinal)

** Labor: CRP, großes BB, Serumchemie, Borrelienserologie, Blutzucker, Urinstatus, (Vit. B12, Rheuma- und Vaskulitisserologie erwägen)

*** Liquor: Zytologie, Glucose, Lactat, Albumin, Reiber-Schema (intrathekale IgG-synthese), oligoklonale Banden (OKBs), (MRZ-Reaktion erwägen)

Multiple Sklerose (MS): Verlaufsmodifizierende Therapie

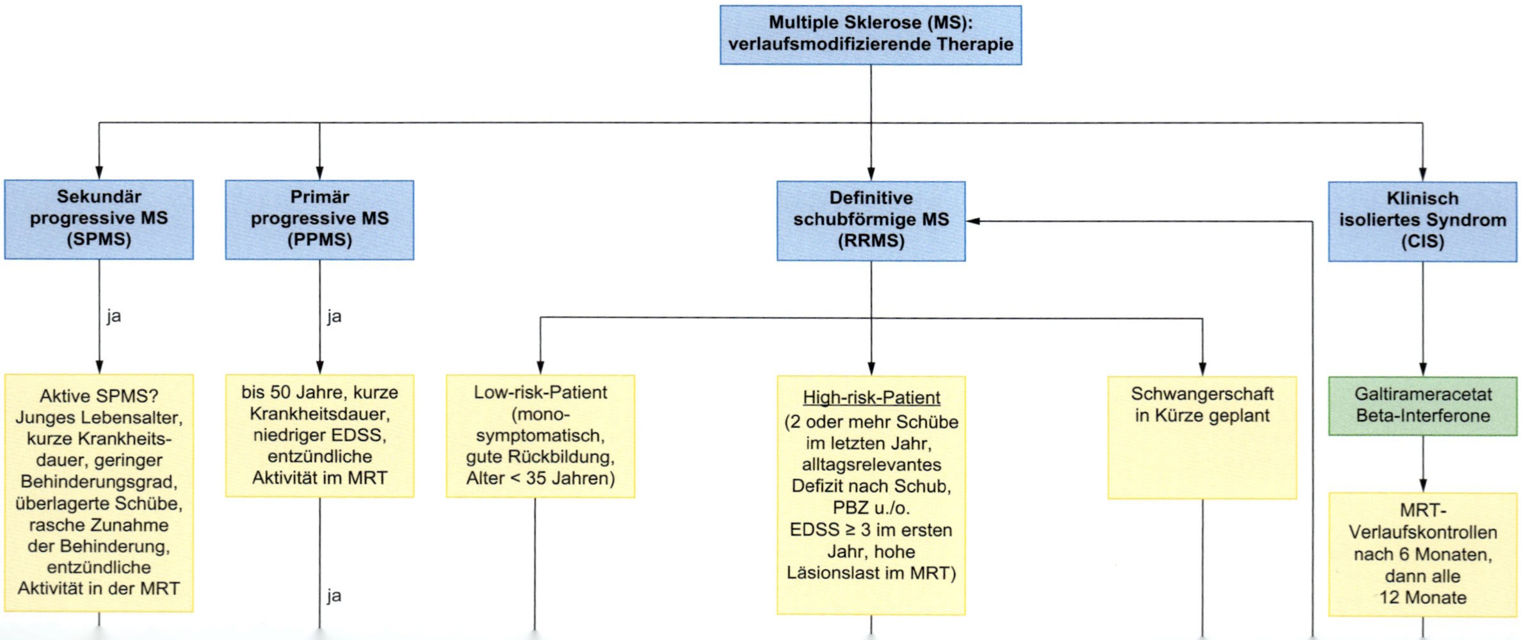

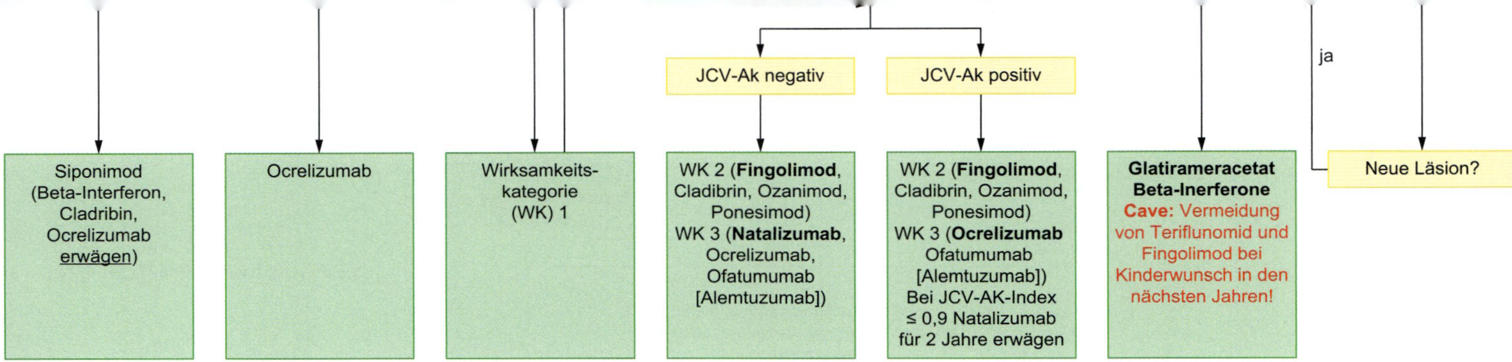

1) Wirksamkeitskategorie 1 (relative Reduktion der Schubrate im Vergleich zu Plazebo von 30–50 %): Beta-Interferone einschl. Peg-Interferon, Dimethylfumarat, Glatirameroide, Teriflunomid
2) Wirksamkeitskategorie 2 (relative Reduktion der Schubrate im Vergleich zu Plazebo von 50–60 %): **Fingolimod**, Cladribin, Ozanimod, Ponesimod
3) Wirksamkeitskategorie 3 (Reduktion der Schubrate um > 60 % im Vergleich zu Plazebo oder > 40 % im Vergleich zu Substanzen der Kategorie 1): **Natalizumab** (JCV–), **Ocrelizumab** (JCV+), Ofatumumab, (Reserve: Alemtuzumab)

Akute bakterielle Meningitis

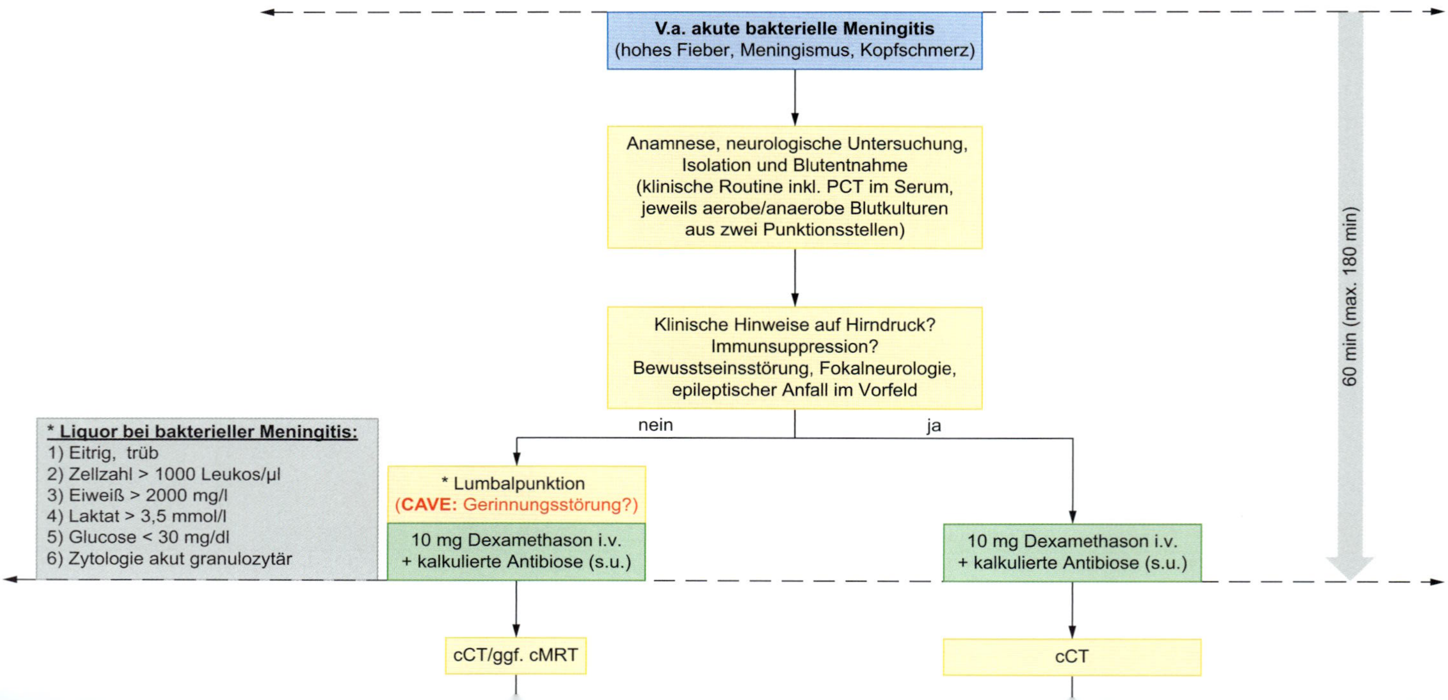

Hinweis auf Hirndruck?

nein → * Lumbalpunktion (**CAVE:** Gerinnungsstörung?)

ja → Keine Lumbalpunktion

- Überwachung auf neurologischer Überwachungsstation, ggf. Intensivstation
- Liquordiagnostik: Normaler Status (Zellzahl, Eiweiß, Glucose, Lactat), Gram-Färbung, Liquorkultur, Listerien-PCR, ggf. Viren-PCRs (VZV, HSV, CMV, EBV)
- Fokussuche: HNO-Konsil?, Röntgen-Thorax, cMRT (parameningealer Fokus), ggf. TEE, ggf. CT-Thorax + Abdomen
- Dexamethason für 4 Tage (bei Pneumokokken, H. influencae, Tbc), sonst nach Kenntnis anderer Erreger absetzen
- Meningokokken: 1. Meldepflicht, 2. Umgebungsprophylaxe (s.u.), 3. Isolation für 24 h nach Therapiebeginn
- Kein Hinweis auf Meningokokken: Isolation aufheben
- Erneute cerebrale Bildgebung nach 24 h erwägen (vor allem bei klinisch schlecht zu beurteilenden Patienten)
- Transkranieller Duplex, EEG

Initiale kalkulierte Antibiose

- Bisher gesund, keine Abwehrschwäche: Ceftriaxon initial 4 g i.v., dann 1 × 2 g/d + Ampicillin 3 × 4 g/d i.v. (bis Listerien negativ)
- Nosokomial (z.B. nach neurochir. OP) oder SHT: Vancomycin 2×1 g (Spiegelkontrollen: Ziel 15–20 mg/l, Dosisanpassung bei NI) + Meropenem 3×2 g/d i.v. (+ Metronidazol 3×500 mg/d bei OP Zugang durch Schleimhäute)
- Abwehrgeschwächte Patienten: Ceftriaxon 4 g i.v., dann 1×2 g/d i.v. + Ampicillin 3×4g/d i.v. (bis Listerien negativ)
- Shunt Infektion: Vancomycin 2×1 g/d i.v. (Spiegelkontrollen: Ziel 15–20 mg/l, Dosisanpassung bei NI) + Meropenem 3×2 g/d i.v.

Umgebungsprophylaxe (siehe auch www.rki.de)

Rifampicin:	Jugendliche und Erwachsene ab 60 kg:	600 mg alle 12 h für 2 Tage
	Säuglinge, Kinder, Jugendliche bis 60 kg:	10 mg/kg alle 12 h für 2 Tage
	Neugeborene:	5 mg/kg alle 12 h für 2 Tage
Ciprofloxacin:	Erwachsene:	500 mg als Einzeldosis per os
Ceftriaxon:	Erwachsene und Kinder > 12 Jahre:	250 mg als Einzeldosis i.m
	Kinder bis 12 Jahre:	125 mg als Einzeldosis i.m.

Herpes-Enzephalitis

30 min!

V.a. Herpes-Enzephalitis

↓ ja

1) Anamnese: kurzes Prodromalstadium: Kopf-/Nackenschmerzen, Fieber → innerhalb von 24 h mit epileptischen Anfällen, Bewusstseinsstörungen, evtl. Fokalneurologie wie Aphasien, kognitive Störungen
2) Neurologische Untersuchung
3) Blutentnahme: CRP↑, PCT normal
4) Blutkulturen: jeweils aerob/ anaerob aus zwei Punktionsstellen

↓ sofort!

1) Aciclovir (10 mg/kg alle 8 h i.v. in 250–500 ml NaCl 0,9 %)
2) Ceftriaxon 4 g i.v. (bis zum sicheren Erregernachweis)

↓ zeitnah!

<u>cMRT</u>

Asymmetrische Läsionen frontotemporal, limbisches System, Inselrinde in Flair, DWI (bei HSV-2-Inf. auch Hirnstamm u./o. Myelon)?

<u>EEG</u>

Herdbefund frontotemporal, nonkonvulsive epileptische Aktivität (z.B. PLEDS)?

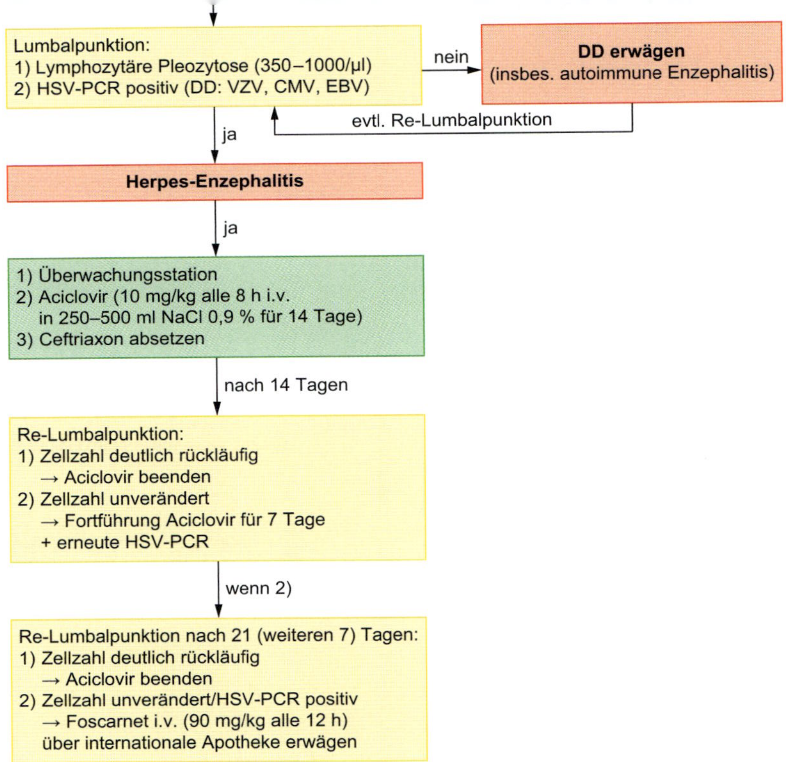
Lumbalpunktion:
1) Lymphozytäre Pleozytose (350–1000/µl)
2) HSV-PCR positiv (DD: VZV, CMV, EBV)
nein
DD erwägen
(insbes. autoimmune Enzephalitis)
evtl. Re-Lumbalpunktion
ja
Herpes-Enzephalitis
ja
1) Überwachungsstation
2) Aciclovir (10 mg/kg alle 8 h i.v. in 250–500 ml NaCl 0,9 % für 14 Tage)
3) Ceftriaxon absetzen
nach 14 Tagen
Re-Lumbalpunktion:
1) Zellzahl deutlich rückläufig → Aciclovir beenden
2) Zellzahl unverändert → Fortführung Aciclovir für 7 Tage + erneute HSV-PCR
wenn 2)
Re-Lumbalpunktion nach 21 (weiteren 7) Tagen:
1) Zellzahl deutlich rückläufig → Aciclovir beenden
2) Zellzahl unverändert/HSV-PCR positiv → Foscarnet i.v. (90 mg/kg alle 12 h) über internationale Apotheke erwägen

Erstmaliger epileptischer Anfall

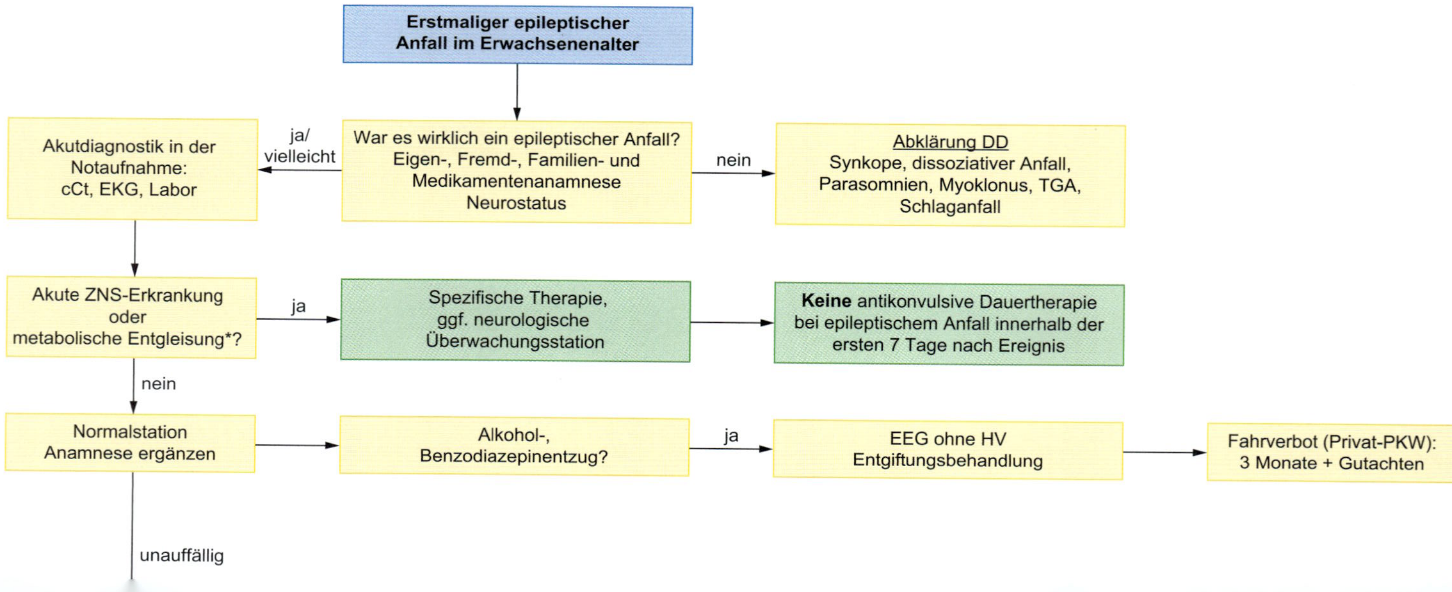

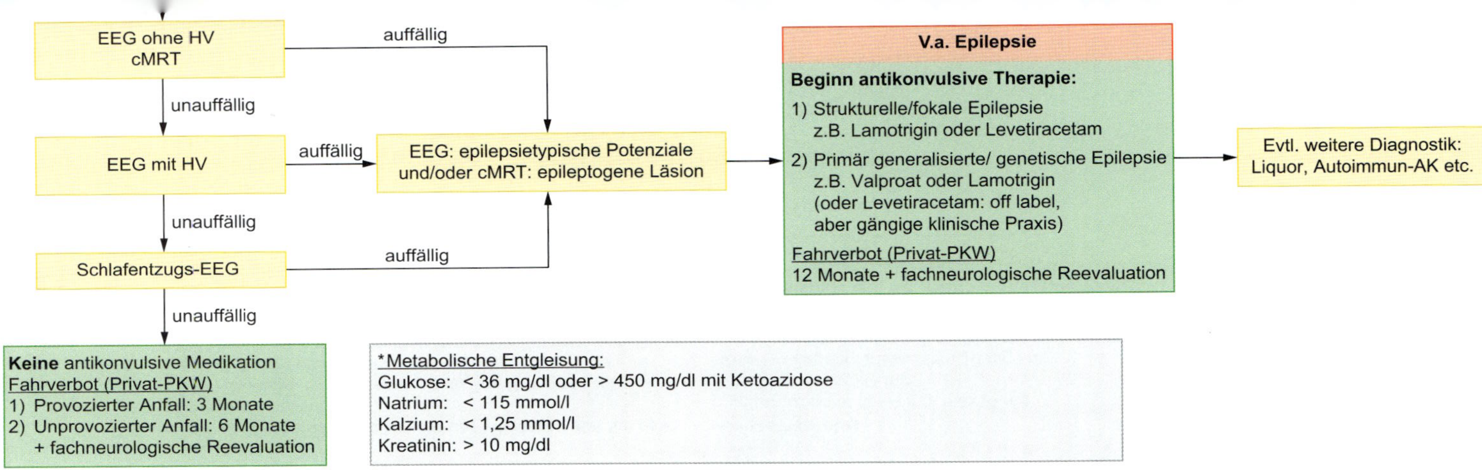

*Metabolische Entgleisung:
Glukose: < 36 mg/dl oder > 450 mg/dl mit Ketoazidose
Natrium: < 115 mmol/l
Kalzium: < 1,25 mmol/l
Kreatinin: > 10 mg/dl

Antikonvulsiva
- Lamotrigin: aufdosieren in 25-mg-Schritten/2 Wochen; üblich 100–200 mg/d
- Levetiracetam: Eindosierung 2×500 mg, rasch auf Erhaltungsdosis 1000–3000 mg/d
- Valproat: Eindosierung 5–10 mg/kgKG, Erhaltungsdosis 1000–2100 mg/d (nach Plasmaspiegel), **Cave:** Frauen im gebärfähigen Alter!

Status epilepticus

Status epilepticus (SE)
Epileptischer Anfall, der länger als 5 Minuten anhält (oder ≥ 2 aufeinanderfolgende Anfälle über einen Zeitraum von mehr als 5 Minuten ohne Wiedererlangen des präiktalen neurologischen Ausgangsstatus)

↓ parallel

Initialer SE

- Überwachung und Stabilisierung der Vitalparameter auf einer Überwachungsstation
- 2 i.v.-Zugänge, Blutentnahme, evtl. Tox-Screnning
- Bei C2-Anamnese: Thiamin 100 mg i.v.
- Bei Hypoglykämie: Glukose 40 % i.v. (bei C2 erst nach Thiamin)
- Epilepsie bekannt: Antikonvulsiva-Spiegel
- Epilepsie nicht bekannt: cCT oder cMRT, früh EEG und Liquor

Benzodiazepine
i.v.: Lorazepam: (2–)4 mg; max. 4 mg
i.v.: Clonazepam: 1 mg
Kein i.v.-Zugang: Midazolam 10 mg i.m. (bis 40 kg 5 mg) oder ggf. Midazolam-Nasenspray (5–10 mg) selber herstellen

Bei Persistenz des SE über 5 min wiederholen

↓ weitere Persistenz

Benzodiazepin-refraktärer (etablierter) SE

Antiepileptika intravenös
Levetiracetam: 60 mg/kgKG (bei 70 kg 4200 mg); max. 4500 mg
Valproat: 40 mg/kgKG (bei 70 kg 2800 mg); max. 3000 mg
Phenytoin: 20 mg/kgKG (bei 70 kg 1500 mg) unter EKG-Monitoring; **Cave:** sicherer separater i.v. Zugang

Refraktärer **konvulsiver** SE

Intubation + Intensivstation + kontinuierliches EEG-Monitoring

Narkotika

Propofol: 2 mg/kgKG als Bolus, Erhaltungsdosis (4–10 mg/kgKG/h) EEG-gesteuert (Ziel: Burst-Suppressions-Muster für 24 h)

Midazolam: 0,2 mg/kgKG als Bolus, Erhaltungsdosis (0,1–0,5 mg/kgKG/h) EEG-gesteuert (Ziel: Anfallskontrolle)

Ggf. Propofol und Midazolam kombinieren

↓ weitere Persistenz

Ätiologie erneut überdenken:
Autoimmun? Entzündlich? Weitere Diagnostik notwendig?

↓

Superrefraktärer **konvulsiver** SE

Thiopental: unter Abwägung von Nutzen und Risiken erwägen

Ketamin: intravenös erwägen (0,5–2 mg/kgKG als Bolus, Erhaltungsdosis 0,6–10 mg/kgKG/h)

Topiramat: 400–600 mg über Magensonde (Erhaltung 2 × 300 mg)

Isofluran: inhalativ erwägen

ketogene Diät: erwägen

Synkope

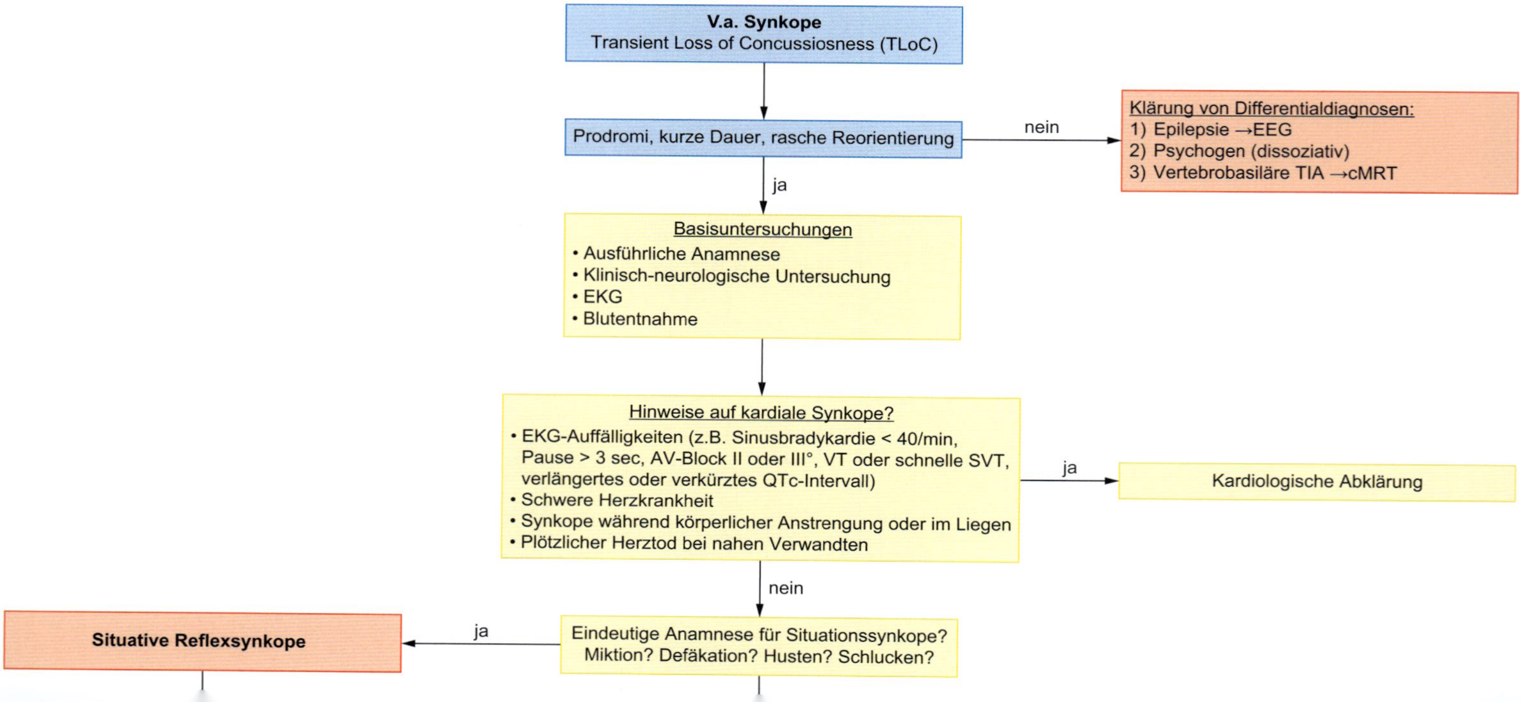
V.a. Synkope
Transient Loss of Concussiosness (TLoC)
Prodromi, kurze Dauer, rasche Reorientierung
nein
Klärung von Differentialdiagnosen:
1) Epilepsie →EEG
2) Psychogen (dissoziativ)
3) Vertebrobasiläre TIA →cMRT
ja
Basisuntersuchungen
• Ausführliche Anamnese
• Klinisch-neurologische Untersuchung
• EKG
• Blutentnahme
Hinweise auf kardiale Synkope?
• EKG-Auffälligkeiten (z.B. Sinusbradykardie < 40/min, Pause > 3 sec, AV-Block II oder III°, VT oder schnelle SVT, verlängertes oder verkürztes QTc-Intervall)
• Schwere Herzkrankheit
• Synkope während körperlicher Anstrengung oder im Liegen
• Plötzlicher Herztod bei nahen Verwandten
ja
Kardiologische Abklärung
nein
Eindeutige Anamnese für Situationssynkope? Miktion? Defäkation? Husten? Schlucken?
ja
Situative Reflexsynkope

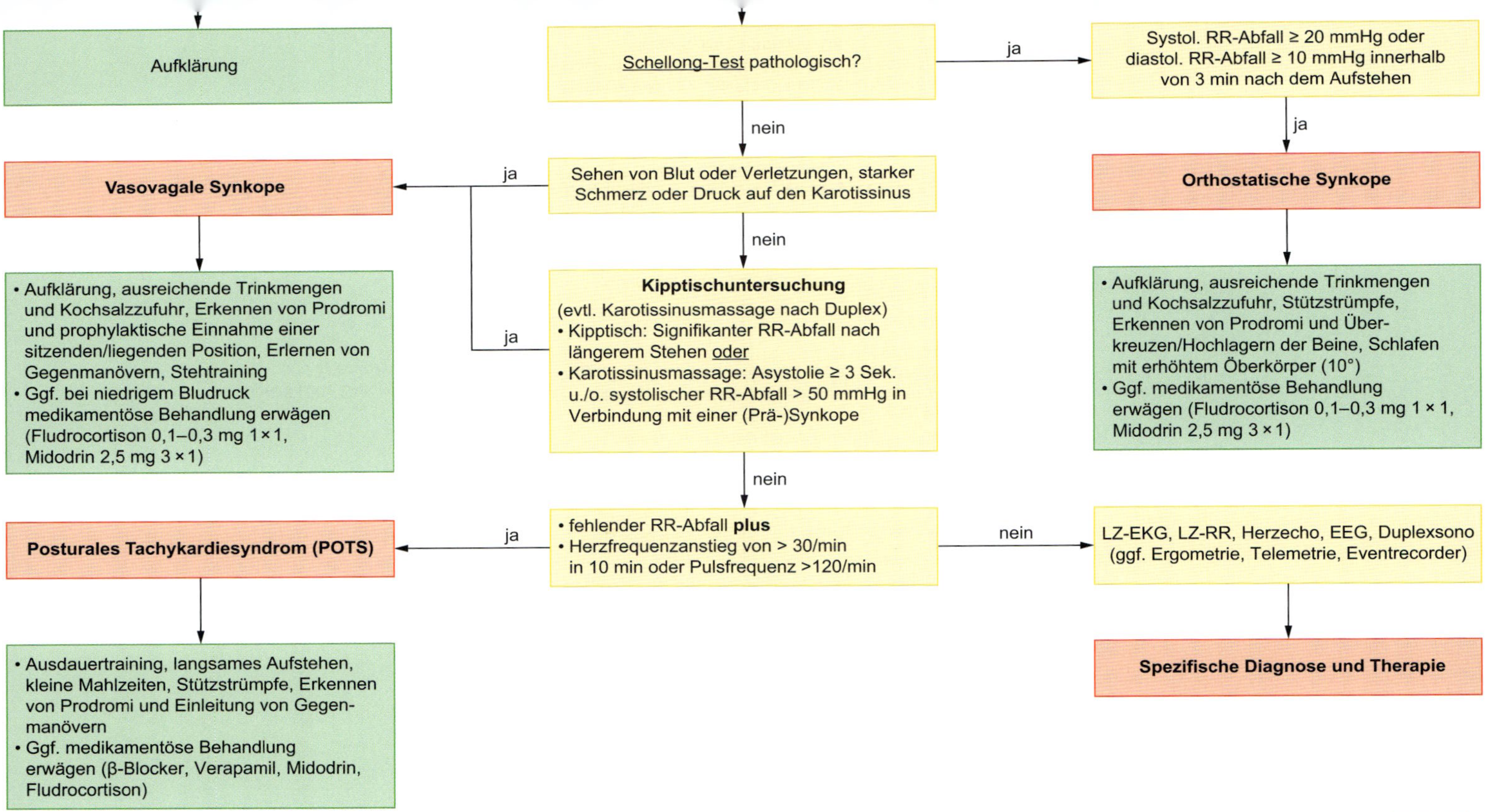
Aufklärung
Schellong-Test pathologisch?
ja
Systol. RR-Abfall ≥ 20 mmHg oder diastol. RR-Abfall ≥ 10 mmHg innerhalb von 3 min nach dem Aufstehen
ja
Orthostatische Synkope
• Aufklärung, ausreichende Trinkmengen und Kochsalzzufuhr, Stützstrümpfe, Erkennen von Prodromi und Überkreuzen/Hochlagern der Beine, Schlafen mit erhöhtem Oberkörper (10°)
• Ggf. medikamentöse Behandlung erwägen (Fludrocortison 0,1–0,3 mg 1 × 1, Midodrin 2,5 mg 3 × 1)
nein
Sehen von Blut oder Verletzungen, starker Schmerz oder Druck auf den Karotissinus
ja
Vasovagale Synkope
• Aufklärung, ausreichende Trinkmengen und Kochsalzzufuhr, Erkennen von Prodromi und prophylaktische Einnahme einer sitzenden/liegenden Position, Erlernen von Gegenmanövern, Stehtraining
• Ggf. bei niedrigem Bludruck medikamentöse Behandlung erwägen (Fludrocortison 0,1–0,3 mg 1 × 1, Midodrin 2,5 mg 3 × 1)
nein
Kipptischuntersuchung
(evtl. Karotissinusmassage nach Duplex)
• Kipptisch: Signifikanter RR-Abfall nach längerem Stehen oder
• Karotissinusmassage: Asystolie ≥ 3 Sek. u./o. systolischer RR-Abfall > 50 mmHg in Verbindung mit einer (Prä-)Synkope
ja
nein
• fehlender RR-Abfall plus
• Herzfrequenzanstieg von > 30/min in 10 min oder Pulsfrequenz >120/min
ja
Posturales Tachykardiesyndrom (POTS)
• Ausdauertraining, langsames Aufstehen, kleine Mahlzeiten, Stützstrümpfe, Erkennen von Prodromi und Einleitung von Gegenmanövern
• Ggf. medikamentöse Behandlung erwägen (β-Blocker, Verapamil, Midodrin, Fludrocortison)
nein
LZ-EKG, LZ-RR, Herzecho, EEG, Duplexsono (ggf. Ergometrie, Telemetrie, Eventrecorder)
Spezifische Diagnose und Therapie

Demenz

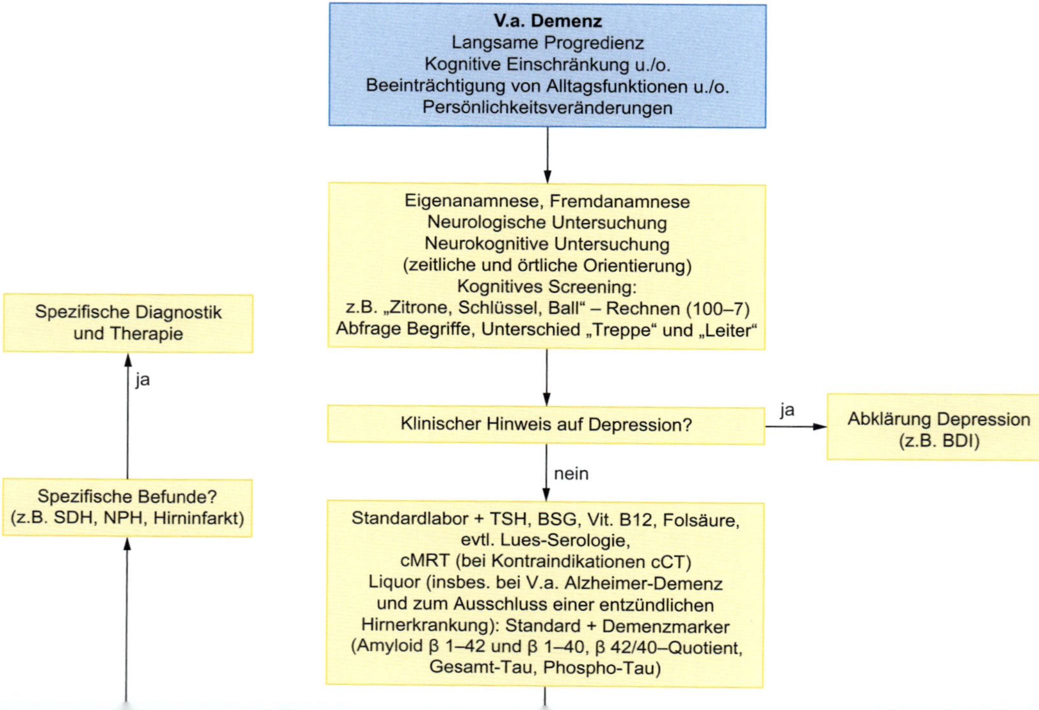
V.a. Demenz
Langsame Progredienz
Kognitive Einschränkung u./o.
Beeinträchtigung von Alltagsfunktionen u./o.
Persönlichkeitsveränderungen
Eigenanamnese, Fremdanamnese
Neurologische Untersuchung
Neurokognitive Untersuchung
(zeitliche und örtliche Orientierung)
Kognitives Screening:
z.B. „Zitrone, Schlüssel, Ball“ – Rechnen (100–7)
Abfrage Begriffe, Unterschied „Treppe“ und „Leiter“
Klinischer Hinweis auf Depression?
ja
Abklärung Depression
(z.B. BDI)
nein
Standardlabor + TSH, BSG, Vit. B12, Folsäure,
evtl. Lues-Serologie,
cMRT (bei Kontraindikationen cCT)
Liquor (insbes. bei V.a. Alzheimer-Demenz
und zum Ausschluss einer entzündlichen
Hirnerkrankung): Standard + Demenzmarker
(Amyloid β 1–42 und β 1–40, β 42/40–Quotient,
Gesamt-Tau, Phospho-Tau)
Spezifische Befunde?
(z.B. SDH, NPH, Hirninfarkt)
ja
Spezifische Diagnostik
und Therapie

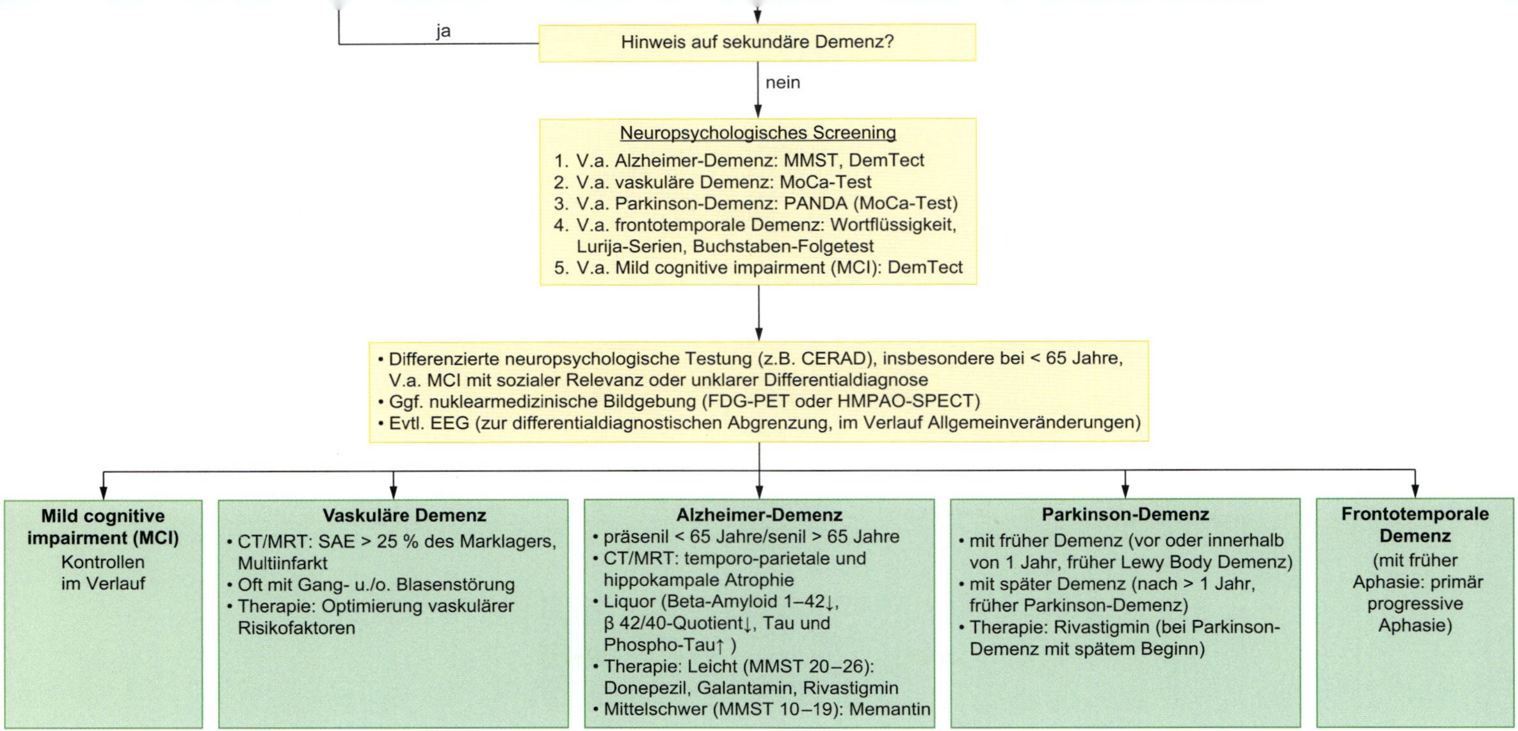
ja
Hinweis auf sekundäre Demenz?
nein
Neuropsychologisches Screening
1. V.a. Alzheimer-Demenz: MMST, DemTect
2. V.a. vaskuläre Demenz: MoCa-Test
3. V.a. Parkinson-Demenz: PANDA (MoCa-Test)
4. V.a. frontotemporale Demenz: Wortflüssigkeit, Lurija-Serien, Buchstaben-Folgetest
5. V.a. Mild cognitive impairment (MCI): DemTect
• Differenzierte neuropsychologische Testung (z.B. CERAD), insbesondere bei < 65 Jahre, V.a. MCI mit sozialer Relevanz oder unklarer Differentialdiagnose
• Ggf. nuklearmedizinische Bildgebung (FDG-PET oder HMPAO-SPECT)
• Evtl. EEG (zur differentialdiagnostischen Abgrenzung, im Verlauf Allgemeinveränderungen)
Mild cognitive impairment (MCI)
Kontrollen im Verlauf
Vaskuläre Demenz
• CT/MRT: SAE > 25 % des Marklagers, Multiinfarkt
• Oft mit Gang- u./o. Blasenstörung
• Therapie: Optimierung vaskulärer Risikofaktoren
Alzheimer-Demenz
• präsenil < 65 Jahre/senil > 65 Jahre
• CT/MRT: temporo-parietale und hippokampale Atrophie
• Liquor (Beta-Amyloid 1–42↓, β 42/40-Quotient↓, Tau und Phospho-Tau↑)
• Therapie: Leicht (MMST 20–26): Donepezil, Galantamin, Rivastigmin
• Mittelschwer (MMST 10–19): Memantin
Parkinson-Demenz
• mit früher Demenz (vor oder innerhalb von 1 Jahr, früher Lewy Body Demenz)
• mit später Demenz (nach > 1 Jahr, früher Parkinson-Demenz)
• Therapie: Rivastigmin (bei Parkinson-Demenz mit spätem Beginn)
Frontotemporale Demenz
(mit früher Aphasie: primär progressive Aphasie)

Delir

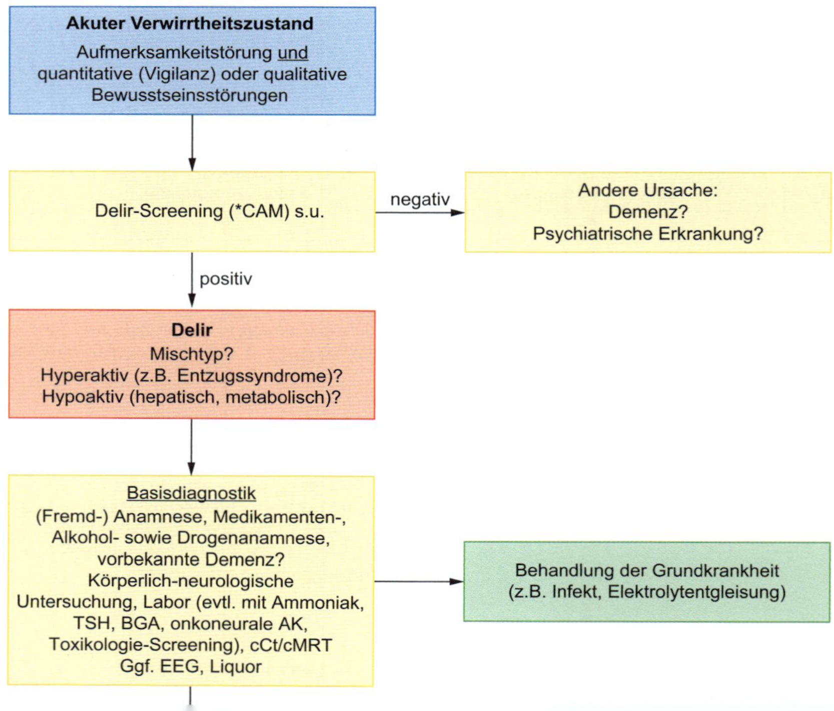
Akuter Verwirrtheitszustand
Aufmerksamkeitstörung und quantitative (Vigilanz) oder qualitative Bewusstseinsstörungen
Delir-Screening (*CAM) s.u.
negativ
Andere Ursache:
Demenz?
Psychiatrische Erkrankung?
positiv
Delir
Mischtyp?
Hyperaktiv (z.B. Entzugssyndrome)?
Hypoaktiv (hepatisch, metabolisch)?
Basisdiagnostik
(Fremd-) Anamnese, Medikamenten-, Alkohol- sowie Drogenanamnese, vorbekannte Demenz?
Körperlich-neurologische Untersuchung, Labor (evtl. mit Ammoniak, TSH, BGA, onkoneurale AK, Toxikologie-Screening), cCt/cMRT
Ggf. EEG, Liquor
Behandlung der Grundkrankheit
(z.B. Infekt, Elektrolytentgleisung)

Vermeidung von Reizüberflutung, -deprivation und Mangelernährung

Absetzen/Reduktion von Risikomedikationen (insbes. Anticholinergika, Parkinsonmedikamente, Hypnotika)

Adäquate Überwachung und Patientensicherung, ggf. Klärung der Rechtsgrundlage

Alkoholentzugsdelir

Vit. B1 100 mg i.v. (oder 3×100 mg p.o.)
Distraneurin nach Schema, alternativ: Haldol + Benzod

Wenn intravenös nötig: Clonidin, evtl. Kombination mit Benzod

Hyperaktives Delir (< 65 Jahre)

Melperon (25–50 mg 2–3 × tgl.) oder Pipamperon (12–40 mg 1–2 × tgl.)

Cave:
Risperdal (2×0,5 mg) oder Haldol (2×1 mg) nur bei Wahn/Fremdaggression!

Hyperaktives Delir (> 65 Jahre)

Pipamperon (12–40 mg 1–2×tgl.)

Cave:
Risperdal (2×0,5 mg) nur bei Wahn/Fremdaggression!
Möglichst keine Benzodiazepine!

* CAM (Confusion Assessment Method)

I: Akuter Beginn und fluktuierender Verlauf:
a) Gibt es begründete Anzeichen für eine akute Veränderung im Grundzustand des mentalen Status des Patienten?
b) Fluktuiert dieses Verhalten während des Tages, d.h. hatte es die Tendenz, aufzutreten und wieder zu verschwinden, oder wurde es stärker oder schwächer?

II: Aufmerksamkeitsstörung
Hatte der Patient Schwierigkeiten, seine Aufmerksamkeit zu fokussieren, war er z.B. leicht ablenkbar oder hatte er Schwierigkeiten, dem Gespräch zu folgen?

III: Formale Denkstörung
War der Gedankenablauf des Patienten desorganisiert/zusammenhanglos, unklar oder sein Gedankenfluss unlogisch bzw. hatte er Gedankensprünge?

IV: Veränderte Bewusstseinslage
Wie würden Sie die Bewusstseinslage allgemein beschreiben?
1. Hyperalert? 2. Somnolent? 3. Soporös-stuporös? 4. Komatös?

Ergebnis: Treffen alle Kriterien von I. und II. zu und mindestens ein Kriterium von III. und IV. → **Delir**

Idiopathisches Parkinson-Syndrom: Diagnostik

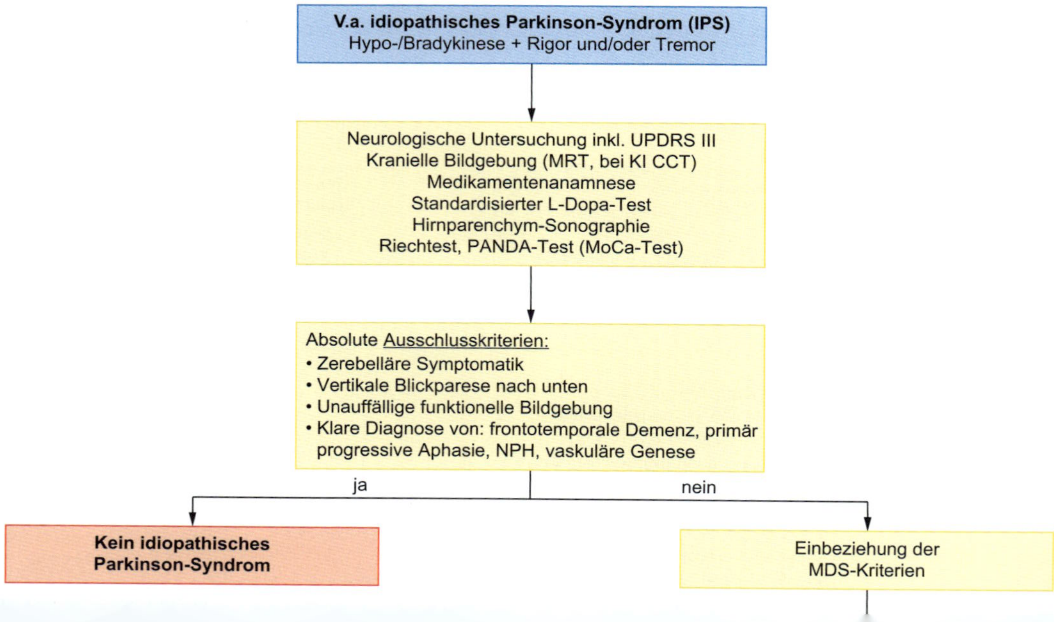

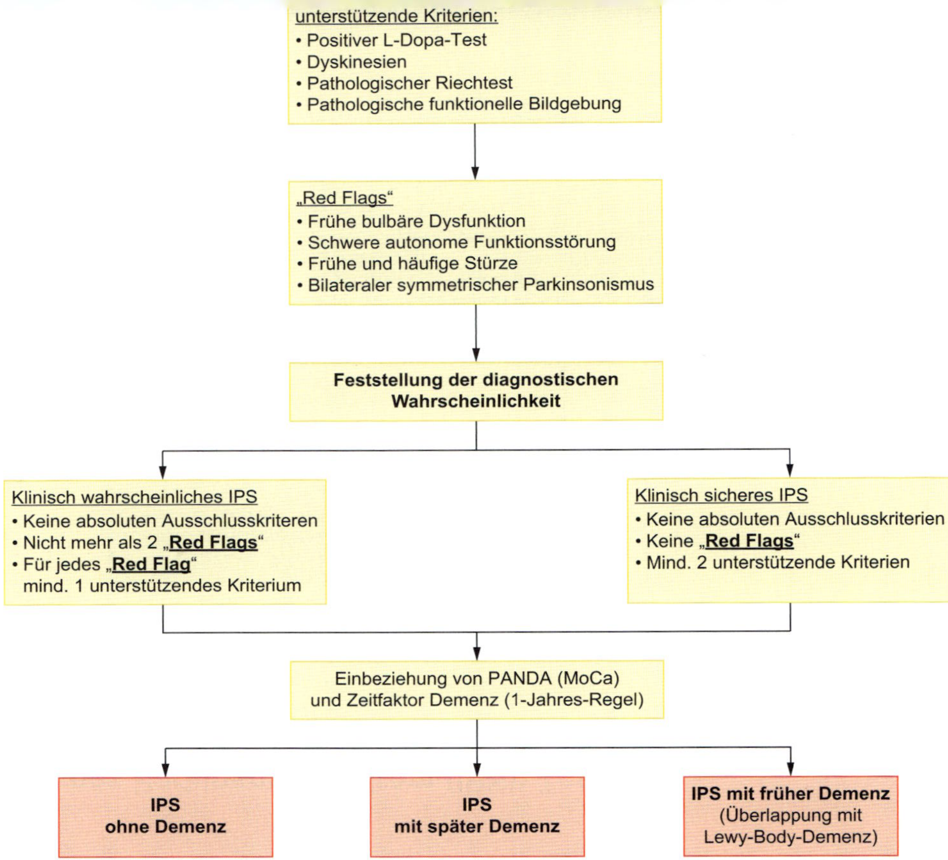
unterstützende Kriterien:
• Positiver L-Dopa-Test
• Dyskinesien
• Pathologischer Riechtest
• Pathologische funktionelle Bildgebung
„Red Flags“
• Frühe bulbäre Dysfunktion
• Schwere autonome Funktionsstörung
• Frühe und häufige Stürze
• Bilateraler symmetrischer Parkinsonismus
Feststellung der diagnostischen Wahrscheinlichkeit
Klinisch wahrscheinliches IPS
• Keine absoluten Ausschlusskriteren
• Nicht mehr als 2 „Red Flags“
• Für jedes „Red Flag“ mind. 1 unterstützendes Kriterium
Klinisch sicheres IPS
• Keine absoluten Ausschlusskriterien
• Keine „Red Flags“
• Mind. 2 unterstützende Kriterien
Einbeziehung von PANDA (MoCa) und Zeitfaktor Demenz (1-Jahres-Regel)
IPS ohne Demenz
IPS mit später Demenz
IPS mit früher Demenz (Überlappung mit Lewy-Body-Demenz)

Idiopathisches Parkinson-Syndrom (IPS): Therapie

I
Leichte bis mittlere Beeinträchtigung, keine bis wenig Wirkfluktuationen

Biologisch jung
- MAO-B-Hemmer (Rasagelin, Safinamid)
- Non-Ergot-Dopaminagonisten (Pramipexol, Ropinirol, Rotigotin, Piribedil)

→wenn keine ausreichende Besserung
- L-Dopa ergänzen (in den ersten beiden Wochen plus Domperidon)

Für **alle** Patienten:
Physiotherapie (z.B. BIG), Logopädie (z.B. LSVT), Ergotherapie

Biologisch alt
- L-Dopa Monotherapie (in den ersten beiden Wochen plus Domperidon)
- ggf. plus COMT-Hemmer (Entacapon, Opicapon, [Tolcapon])
- Non-Ergot-Dopaminagonisten zurückhaltend!

Für **alle** Patienten:
Physiotherapie (z.B. BIG), Logopädie (z.B. LSVT), Ergotherapie

II
Schwere bis schwerste Beeinträchtigung mit Wirkfluktuationen

Hypokinetisch/rigide

- Ggf. Infekt behandeln
- Ggf. Dosisanpassung gemäß Kriterien „biologisch jung/alt“ (s.o.)
- Hinweise auf Gastroparese oder Dysphagie:
  - Rotigotin-Pflaster
  - Amantadin i.v.
- dauerhafte Dysphagie zu erwarten
  - Intrajejunale L-Dopa-Applikation (intestinale Pumpe)
- keine dauerhafte Dysphagie zu erwarten
  - Apomorphin-Pumpe

Überbewegliche/hyperkinetische On-Dyskinesien

- Ggf. Infekt behandeln
- Dopaminerge Überdosierungen prüfen
- Langsame Reduktion von L-Dopa-Einzeldosen
- Reduktion von Dopaminagonisten
- Amantadin oder Safinamid
- COMT-Hemmer erwägen
- THS, intestinales Dopa oder Apomorphin-Pumpe erwägen

Wearing-off (End-of Dose-Akinesie)

- Umstellung auf retardierte Domapinagonisten
- MAO-B-Hemmer (Rasagelin, Safinamid) ergänzen
- Bei L-Dopa-Monotherapie: Dopaminagonist (retardiert)
- Bei vorhandener L-Dopa-Therapie: COMT-Hemmer ergänzen
- Erhöhung der L-Dopa-Frequenz plus Erniedrigung der Einzeldosis
- Bei Akinesie: frühmorgendlich (L-Dopa LT) oder nächtlich (L-Dopa retard)
- Apomorphin-PEN b.B.
- THS

On-Off-Fluktuationen (ohne konkreten Bezug zur Medikamenteneinnahme)

- S. Wearing-off
- Eiweißrestriktionsdiät
- L-Dopa-Einnahme zeitlich weit vom Essen trennen (1–1½ h)
- L-Dopa-Einzeldosen erhöhen
- Dopamin-Agonisten (sind unabhängig von Mahlzeiten)
- Intestinales Dopa- oder Apomorphin-Pumpe erwägen → wenn wirksam, ggf. THS erwägen

Psychose/(Pseudo)halluzinationen

- Behandlung von Dehydrierung, Infektion, metabolischer Störung
- Reduktion der Parkinson-Medikamente (Anticholinergika > Amantadin > MAO-B-Hemmer > Dopaminagonisten > L-Dopa)
- Therapieversuch mit Quetiapin (25–75 mg/d) → off label!
- Clozapin (12,5–62,5 mg) → **Cave:** regelmäßige BB-Kontrollen wegen Leukopenie

Idiopathisches Parkinson-Syndrom: Medikamente

Parkinson-Medikamente

	Beginn	Steigerung	Standarddosis	Besondere Indikation
1) L-Dopa-Präperate				
• Levodopa und Benserazid (z.B. Madopar)	125 mg ½-0-0	½ × 125 mg/3 d	3–4 × 125 mg	
• Levodopa und Carbidopa (z.B. Isicom)	125 mg ½-0-0	½ × 125 mg/3 d	3–4 × 125 mg	
2) Non-Ergot-Dopaminagonisten				
• Pramipexol (z.B. Sifrol)	0,088 mg 1-1-1	Verdopplung/W	3 × 0,35–0,7 mg	Tremor/Depression
• Ropinirol (z.B. Requip)	0,25 mg 1-1-1	3 × 0,25 mg/W	3 × 3–8 mg	
• Piribedil (z.B. Clarium)	50 mg 0-0-1	50 mg/2 W	2–3 × 50 mg	Tagesmüdigkeit
• Rotigotin (z.B. Neupropflaster)	2 mg/24 h	2 mg/W	4–16 mg/24 h	Schluckstörung/perioperativ
• Pramipexol (0,26 mg) und Ropinirol (2 mg) auch als Retardpräparate erhältlich				
3) MAO-B-Hemmer				
• Rasagelin (z.B. Azilect)	1 mg 1-0-0			
• Safinamid (z.B. Xadago)	1 × 50 mg		1 × 50–100 mg	
4) L-Dopa-Präparate				
• Opicapon (z.B. Ongentys)	50 mg z.N.			
• Entacapon (z.B. Comtess)	200 mg jeweils mit der L-Dopa-Gabe			Als Kombi-Präperat mit L-Dopa: Stalevo
5) Andere				
• Amantadin (z.B. PK-Merz); auch i.v.-Gabe möglich	100 mg 1-0-0	100 mg/3 d	2 × 100–200 mg	Nicht nach 16:00 Uhr!
6) Psychopharmaka				
• Quetiapin (z.B. Seroquel)	25 mg z.N.	25 mg/W	max. 200 mg (⅔ der Dosis z.N.)	Nicht zugelassen für IPS
• Clozapin (z.B. Leponex)	6,25 mg z.N.	12,5 mg/W	max. 100 mg (⅔ der Dosis z.N.)	**Cave:** BB-Kontrollen

Motorische Komplikationen ohne adäquates Ansprechen auf Parkinson-Medikation

Apomorphin-Pumpe

Indikation
- Wirkfluktuationen, schwere Dyskinesien, die oral/transdermal nicht beherrschbar sind
- Gestörte enterale L-Dopa-Aufnahme, Dysphagie
- Keine Operation (DuoDopa-Pumpe oder THS) gewünscht
- Keine Psychose, keine fortgeschrittene Demenz

Intrajejunale L-Dopa-Pumpentherapie
(Lecigon-Pumpe, DuoDopa-Pumpe)

Indikation
- Wirkfluktuationen, schwere Dyskinesien, die oral/transdermal nicht beherrschbar sind.
- Verzögerte gastrale Entleerung (orale Medikation erschwert)
- Dysphagie (Notwendigkeit der Sondenernährung)
- Ältere Patienten, auch mit mäßiger Demenz

Tiefe Hirnstimulation (THS)

Indikation
- Wirkfluktuationen, schwere Dyskinesien, die oral/transdermal nicht beherrschbar sind
- Nicht beherrschbarer Tremor
- Jüngere Patienten (< 70 Jahren), Diagnosestellung ≥ 4 Jahre
- Adäquates Ansprechen der motorischen Symptome auf die dopaminerge Medikation
- Keine Demenz, keine Psychose

Restless-Legs-Syndrom (RLS)

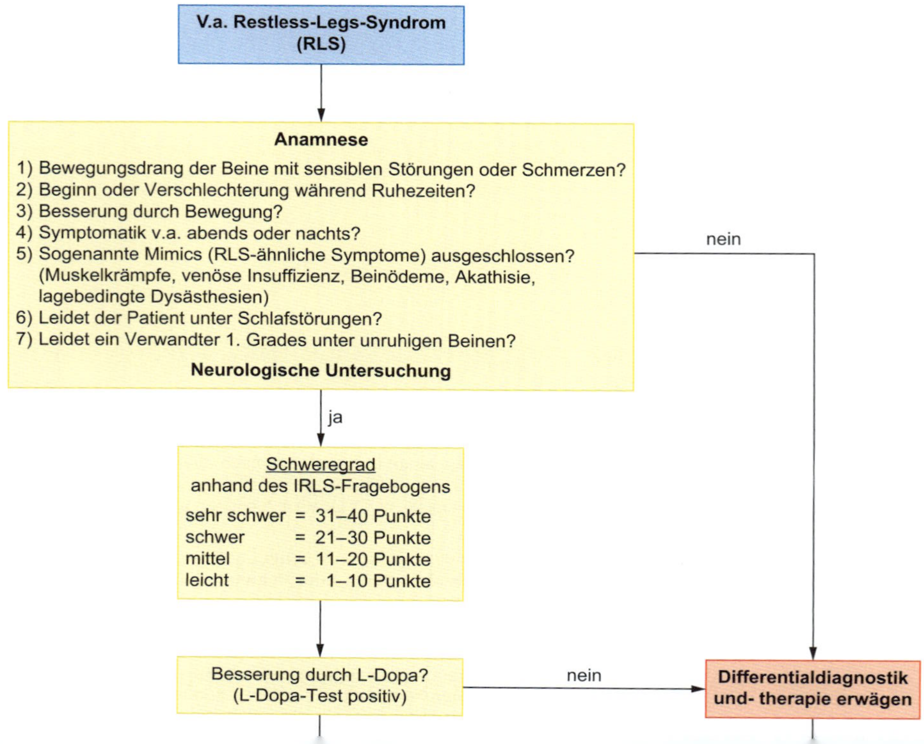

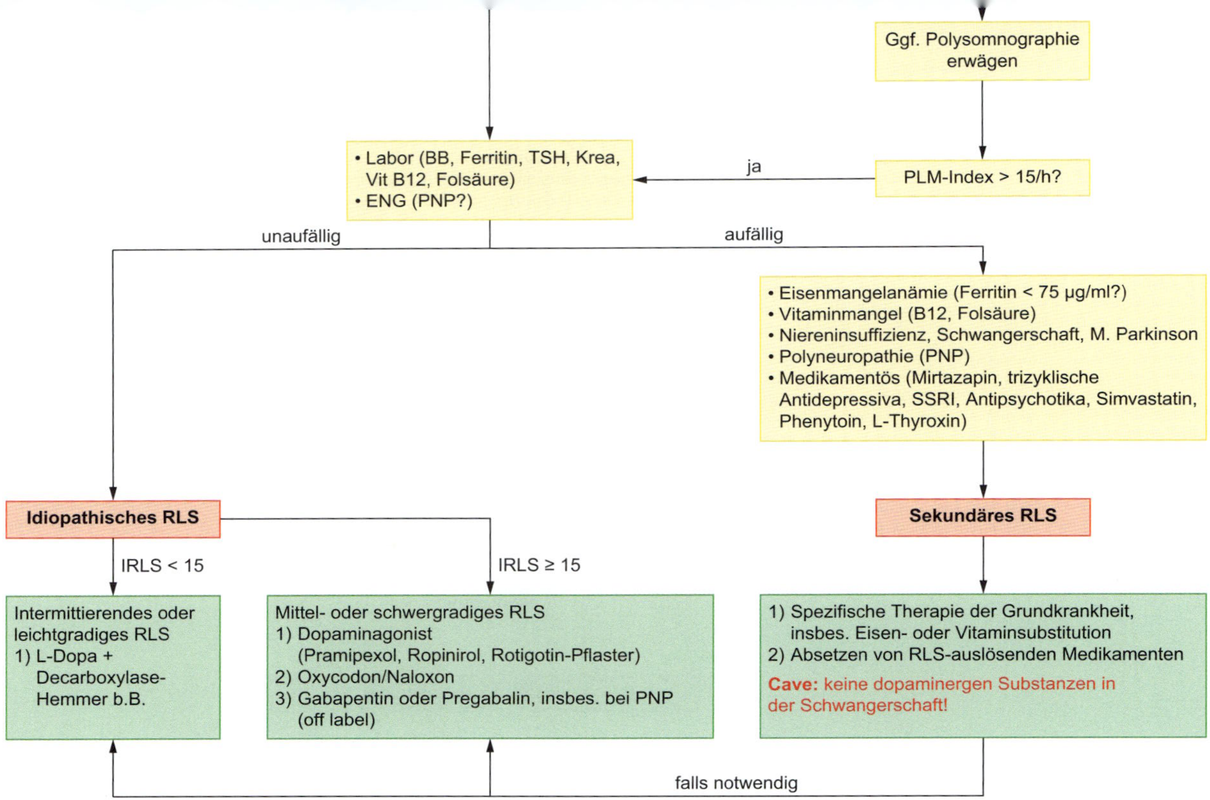
Ggf. Polysomnographie erwägen
PLM-Index > 15/h?
ja
• Labor (BB, Ferritin, TSH, Krea, Vit B12, Folsäure)
• ENG (PNP?)
unaufällig
aufällig
• Eisenmangelanämie (Ferritin < 75 μg/ml?)
• Vitaminmangel (B12, Folsäure)
• Niereninsuffizienz, Schwangerschaft, M. Parkinson
• Polyneuropathie (PNP)
• Medikamentös (Mirtazapin, trizyklische Antidepressiva, SSRI, Antipsychotika, Simvastatin, Phenytoin, L-Thyroxin)
Idiopathisches RLS
Sekundäres RLS
IRLS < 15
IRLS ≥ 15
Intermittierendes oder leichtgradiges RLS
1) L-Dopa + Decarboxylase-Hemmer b.B.
Mittel- oder schwergradiges RLS
1) Dopaminagonist (Pramipexol, Ropinirol, Rotigotin-Pflaster)
2) Oxycodon/Naloxon
3) Gabapentin oder Pregabalin, insbes. bei PNP (off label)
1) Spezifische Therapie der Grundkrankheit, insbes. Eisen- oder Vitaminsubstitution
2) Absetzen von RLS-auslösenden Medikamenten
Cave: keine dopaminergen Substanzen in der Schwangerschaft!
falls notwendig

Normaldruckhydrozephalus (NPH)

V.a. Normaldruckhydrozephalus (NPH)

↓

Anamnese
Pat. > 40 Jahre mit progredienter Gangstörung
plus
imperativer Harndrang und/oder
Gedächtnisstörung
Neurologische Untersuchung
Gangbild kleinschrittig, breitbasig (> 1 Fußlänge), haftend, rudernde Arme

↓ ja

- 10 m Gangtest (Norm 1,23 m/s ♀, 1,37 m/s ♂)
- Timed Up-and-Go-Test (> 10–12 sek ≙ Sturzrisiko↑)

↓

<u>cCT/cMRT</u>
- Innere Liquorräume (insbes. Vorder- und Temporalhörner sowie III. Ventrikel) erweitert
- Evans-Index > 0,3, Corpus callosum-Winkel < 90°
- Obere parasagittale Liquorräume eng
- Fokale Weitstellung einzelner Großhirnfurchen

↓ ja

Neuropsychologische Testung (MoCa-Test)

↓

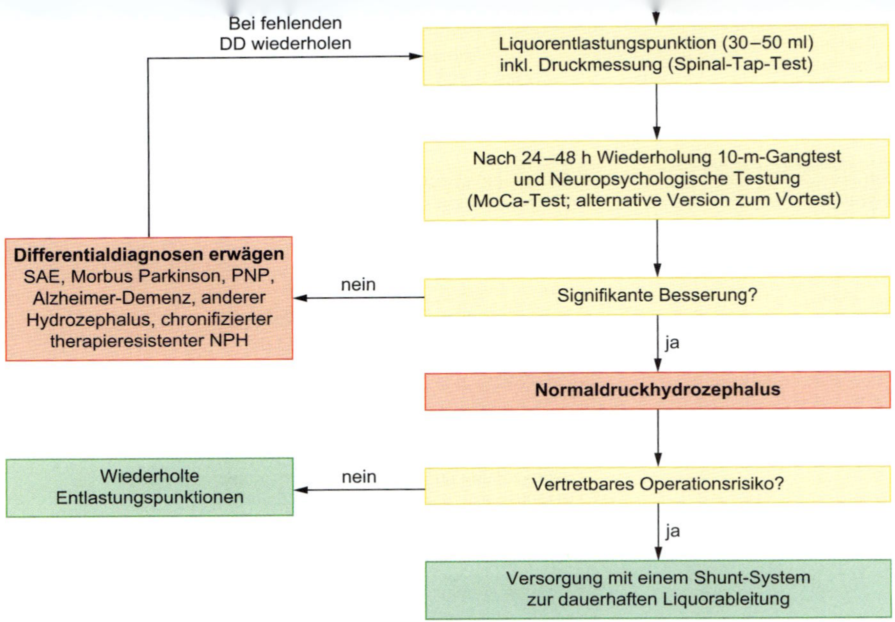
Bei fehlenden DD wiederholen
Liquorentlastungspunktion (30–50 ml) inkl. Druckmessung (Spinal-Tap-Test)
Nach 24–48 h Wiederholung 10-m-Gangtest und Neuropsychologische Testung (MoCa-Test; alternative Version zum Vortest)
Signifikante Besserung?
nein
Differentialdiagnosen erwägen SAE, Morbus Parkinson, PNP, Alzheimer-Demenz, anderer Hydrozephalus, chronifizierter therapieresistenter NPH
ja
Normaldruckhydrozephalus
Vertretbares Operationsrisiko?
nein
Wiederholte Entlastungspunktionen
ja
Versorgung mit einem Shunt-System zur dauerhaften Liquorableitung

Idiopathische intrakranielle Hypertension (Pseudotumor cerebri)

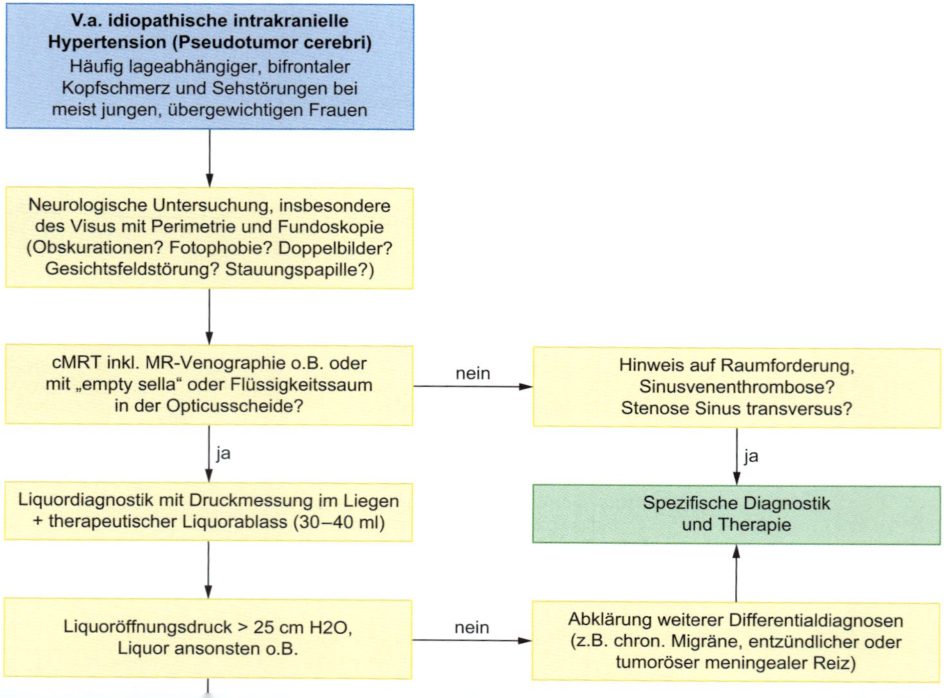

Idiopathische intrakranielle Hypertension

↓

Stufe 1
(leichte Stauungspapille, keine Visusstörung)
- Gewichtsabnahme
- Acetolamid: 2 × 250 mg/d bis max. 2 × 1000 mg/d
- Evtl. plus Furosemid: 20–40 mg/d
- Alternativ: Topiramat 25–100 mg/d plus Furosemid

↓

Stufe 2
(deutliche Stauungspapillen, Visus- oder Gesichtsfeldstörung)
- Stufe 1 plus
- Wiederholte LP (30–40 ml) bis Liquordruck < 20 cm H2O (anfangs 2 ×/Woche)

↓

Stufe 3:
(schwere Visusstörung oder rasche Zunahme der Visusstörung)
- Stufe 1 plus Stufe 2 plus
- Shuntimplantation
- Ggf. Optikusscheidenfensterung oder bariatrische Chirurgie

Polyneuropathie (PNP)

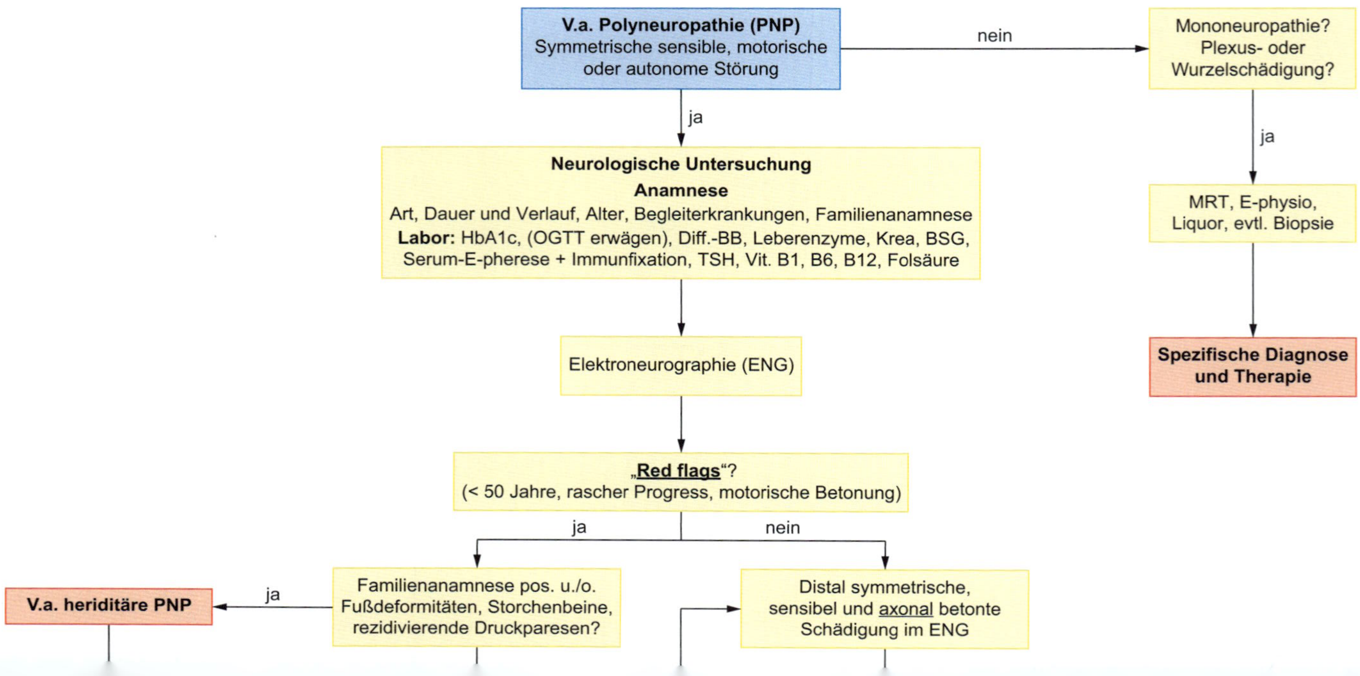

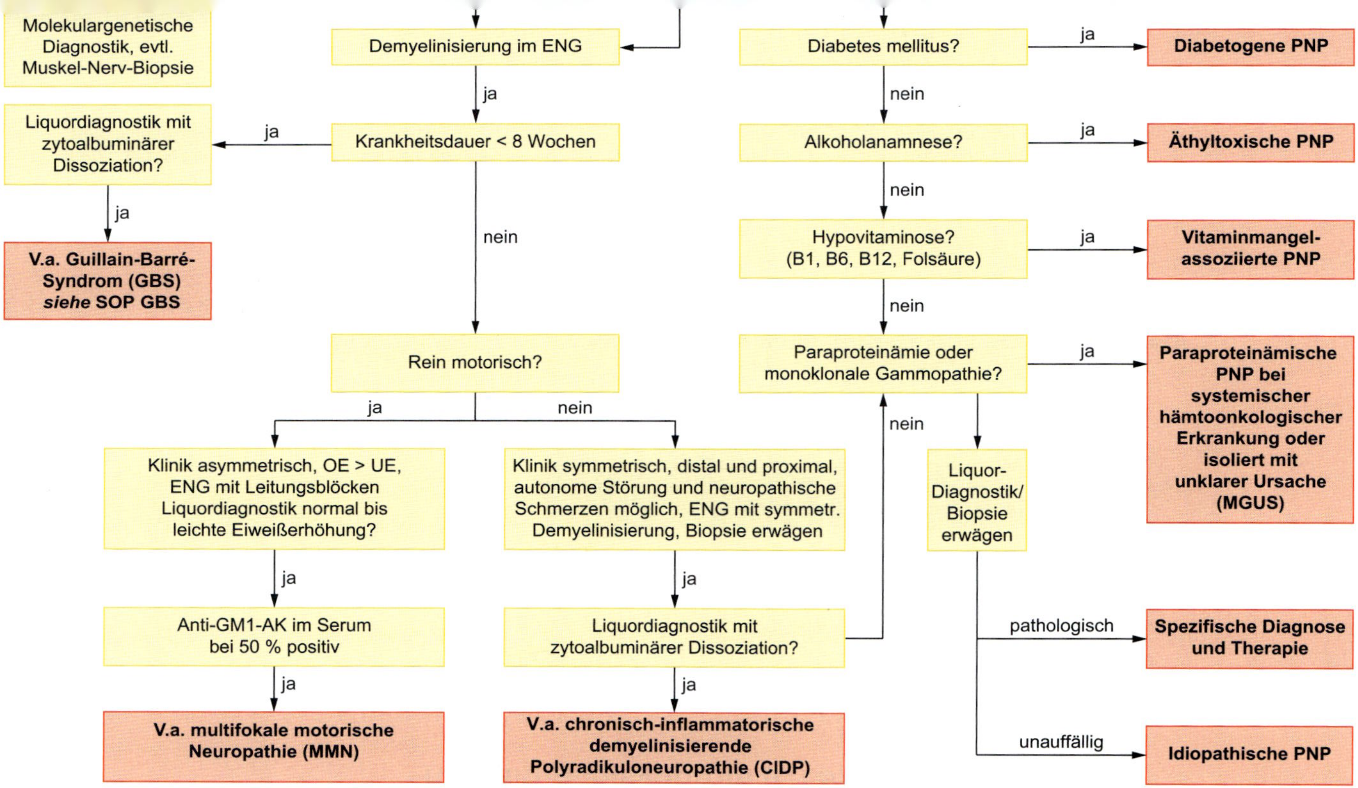

Molekulargenetische Diagnostik, evtl. Muskel-Nerv-Biopsie
Demyelinisierung im ENG
ja
Krankheitsdauer < 8 Wochen
ja
Liquordiagnostik mit zytoalbuminärer Dissoziation?
ja
V.a. Guillain-Barré-Syndrom (GBS) *siehe* SOP GBS
nein
Rein motorisch?
ja
Klinik asymmetrisch, OE > UE, ENG mit Leitungsblöcken Liquordiagnostik normal bis leichte Eiweißerhöhung?
ja
Anti-GM1-AK im Serum bei 50 % positiv
ja
V.a. multifokale motorische Neuropathie (MMN)
nein
Klinik symmetrisch, distal und proximal, autonome Störung und neuropathische Schmerzen möglich, ENG mit symmetr. Demyelinisierung, Biopsie erwägen
ja
Liquordiagnostik mit zytoalbuminärer Dissoziation?
ja
V.a. chronisch-inflammatorische demyelinisierende Polyradikuloneuropathie (CIDP)
nein
Diabetes mellitus?
ja
Diabetogene PNP
nein
Alkoholanamnese?
ja
Äthyltoxische PNP
nein
Hypovitaminose? (B1, B6, B12, Folsäure)
ja
Vitaminmangel-assoziierte PNP
nein
Paraproteinämie oder monoklonale Gammopathie?
ja
Paraproteinämische PNP bei systemischer hämtoonkologischer Erkrankung oder isoliert mit unklarer Ursache (MGUS)
Liquor-Diagnostik/ Biopsie erwägen
pathologisch
Spezifische Diagnose und Therapie
unauffällig
Idiopathische PNP

Karpaltunnelsyndrom (CTS)

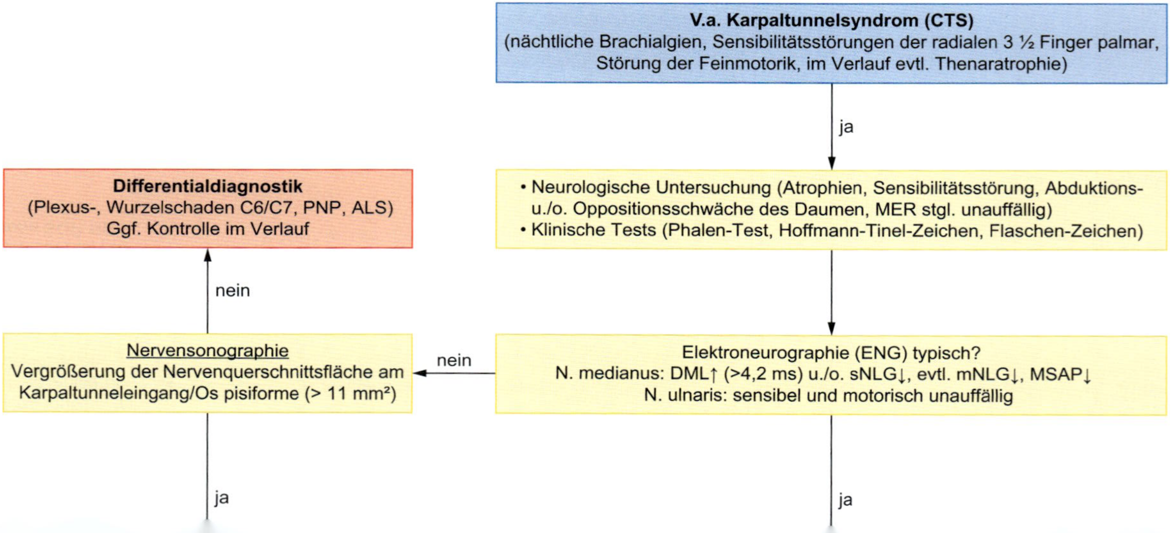

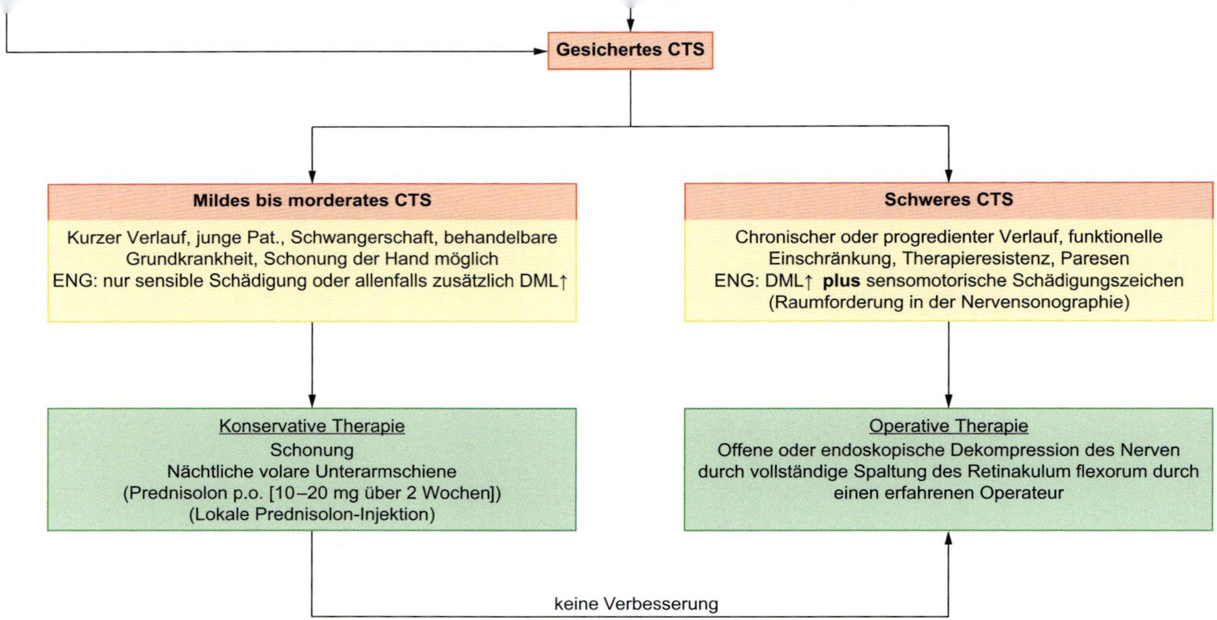
Gesichertes CTS
Mildes bis morderates CTS
Kurzer Verlauf, junge Pat., Schwangerschaft, behandelbare Grundkrankheit, Schonung der Hand möglich
ENG: nur sensible Schädigung oder allenfalls zusätzlich DML↑
Schweres CTS
Chronischer oder progredienter Verlauf, funktionelle Einschränkung, Therapieresistenz, Paresen
ENG: DML↑ plus sensomotorische Schädigungszeichen
(Raumforderung in der Nervensonographie)
Konservative Therapie
Schonung
Nächtliche volare Unterarmschiene
(Prednisolon p.o. [10–20 mg über 2 Wochen])
(Lokale Prednisolon-Injektion)
Operative Therapie
Offene oder endoskopische Dekompression des Nerven durch vollständige Spaltung des Retinakulum flexorum durch einen erfahrenen Operateur
keine Verbesserung

Neuroborreliose

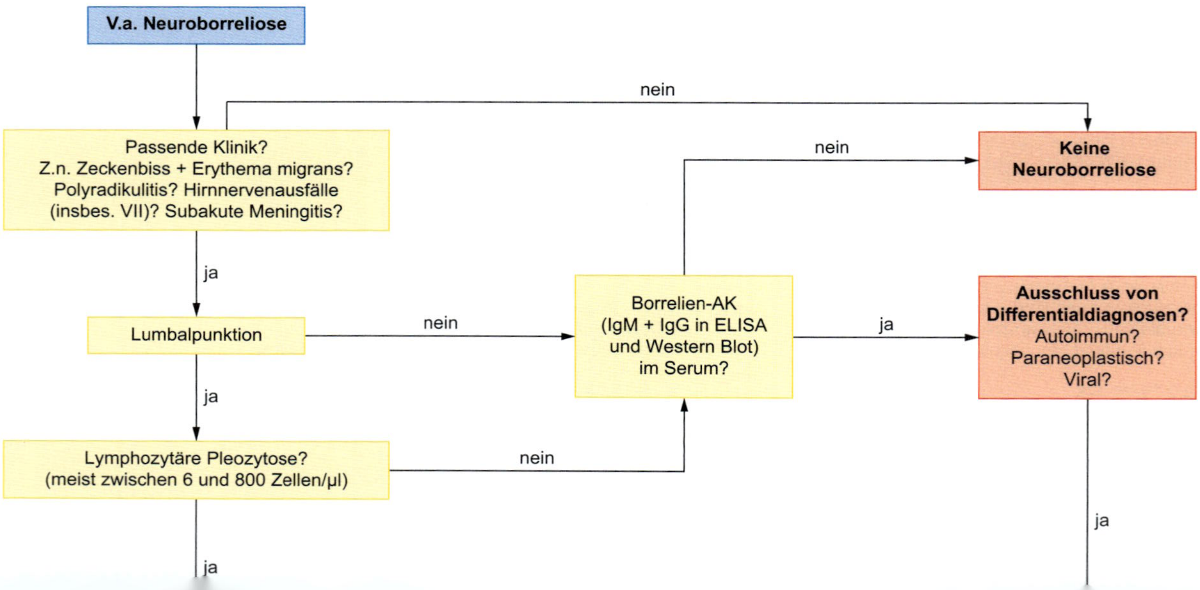

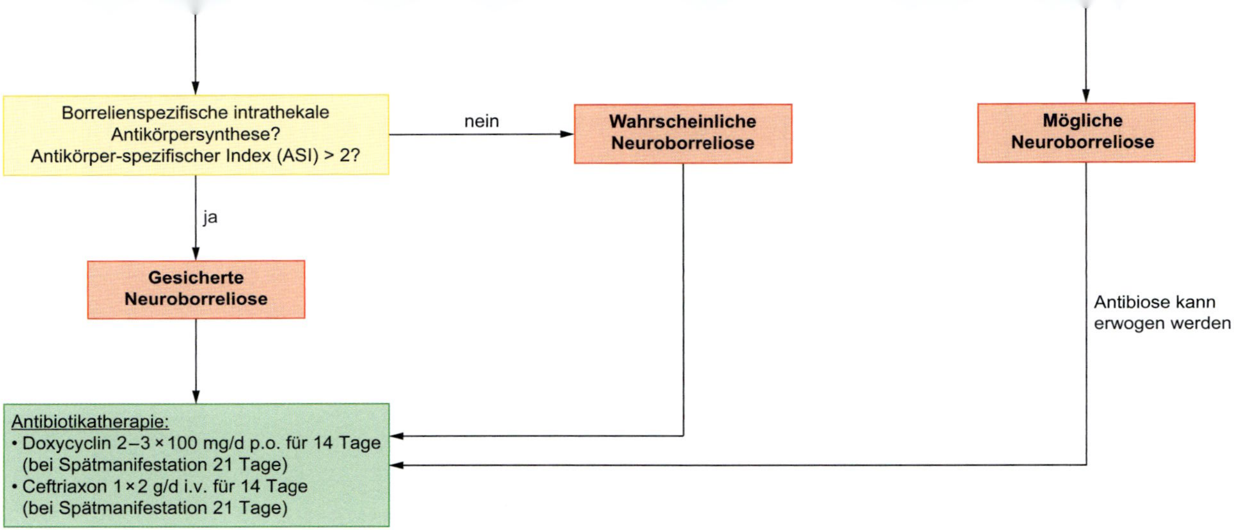
Borrelienspezifische intrathekale Antikörpersynthese? Antikörper-spezifischer Index (ASI) > 2?
nein
Wahrscheinliche Neuroborreliose
Mögliche Neuroborreliose
ja
Gesicherte Neuroborreliose
Antibiose kann erwogen werden
Antibiotikatherapie:
• Doxycyclin 2–3 × 100 mg/d p.o. für 14 Tage (bei Spätmanifestation 21 Tage)
• Ceftriaxon 1 × 2 g/d i.v. für 14 Tage (bei Spätmanifestation 21 Tage)

Guillain-Barré-Syndrom (GBS)

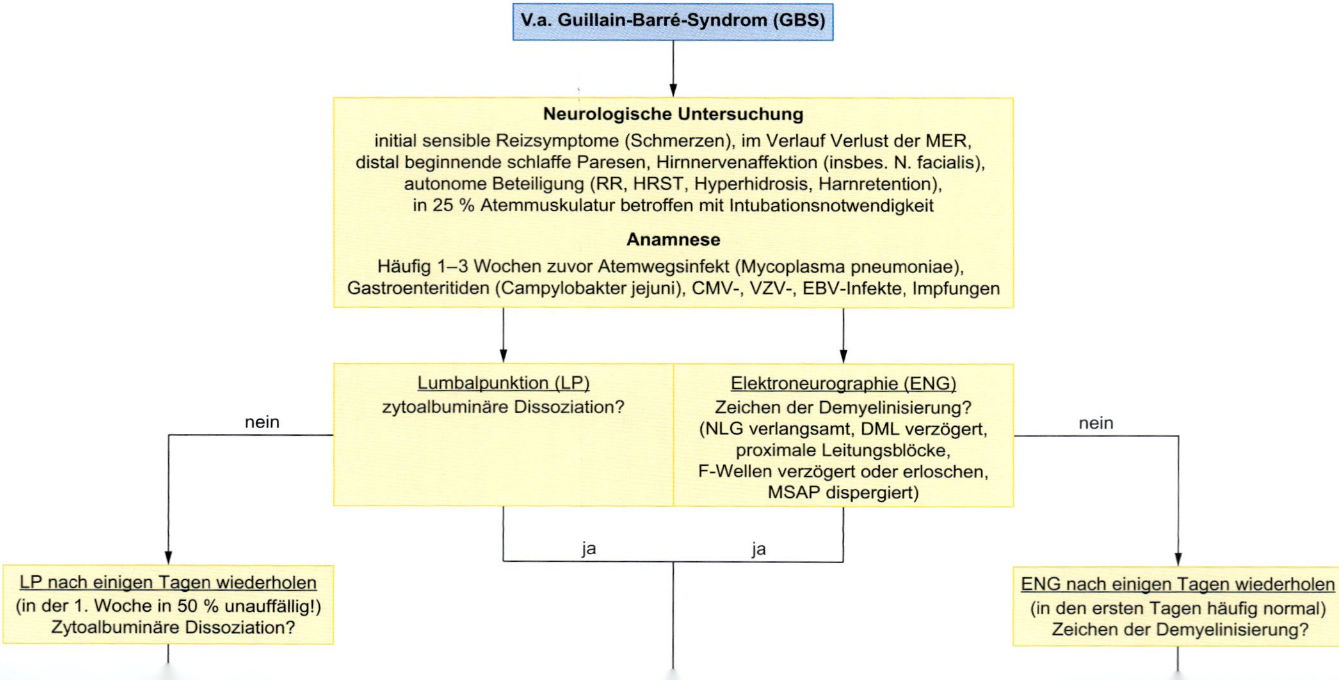

ja

ja

Guillain-Barré-Syndrom (GBS)

Überwachung, ggf. auf IMC oder ITS:
- EKG (Rhythmusstörung, AV-Block)
- Vitalkapazität, ggf. frühelektive Intubation
- Schmerzen
- Thromboseprophylaxe
- Neurovegetativ (Herzfrequenzvarianz, Orthostase)

Therapie
Erkrankungsdauer < 4 Wochen

1) Bei schwerem, progredienten Verlauf
2) Gehstrecke < 10 m
3) Abfall der Vitalkapazität (w < 1,2 l, m < 1,5 l)
   - Intravenöse Immunglobuline (IVIG) 0,4 g/ kgKG über 5 Tage

   oder
   - Plasmapherese (4–6 × innerhalb von 1–2 Wochen je 1,5 l Plasmavolumen alle 2 Tage oder nach Labor)
   - Alternativ Immunadsorption

Myasthenia gravis

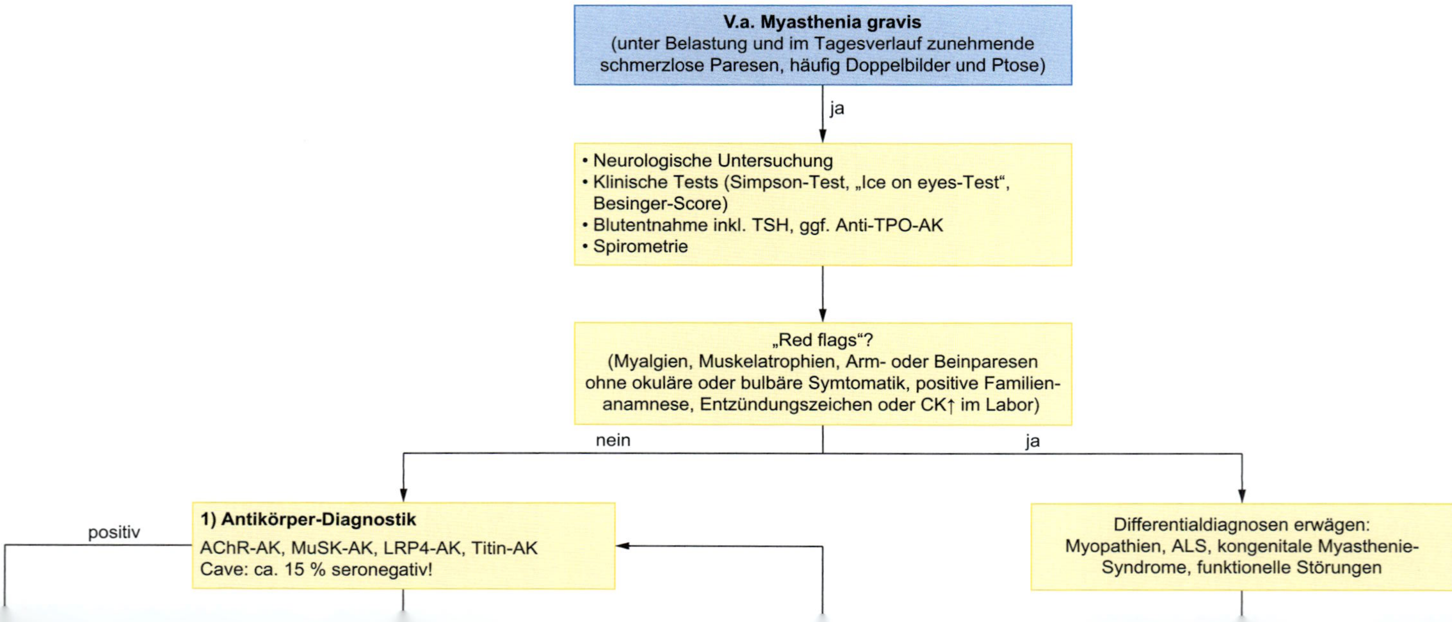

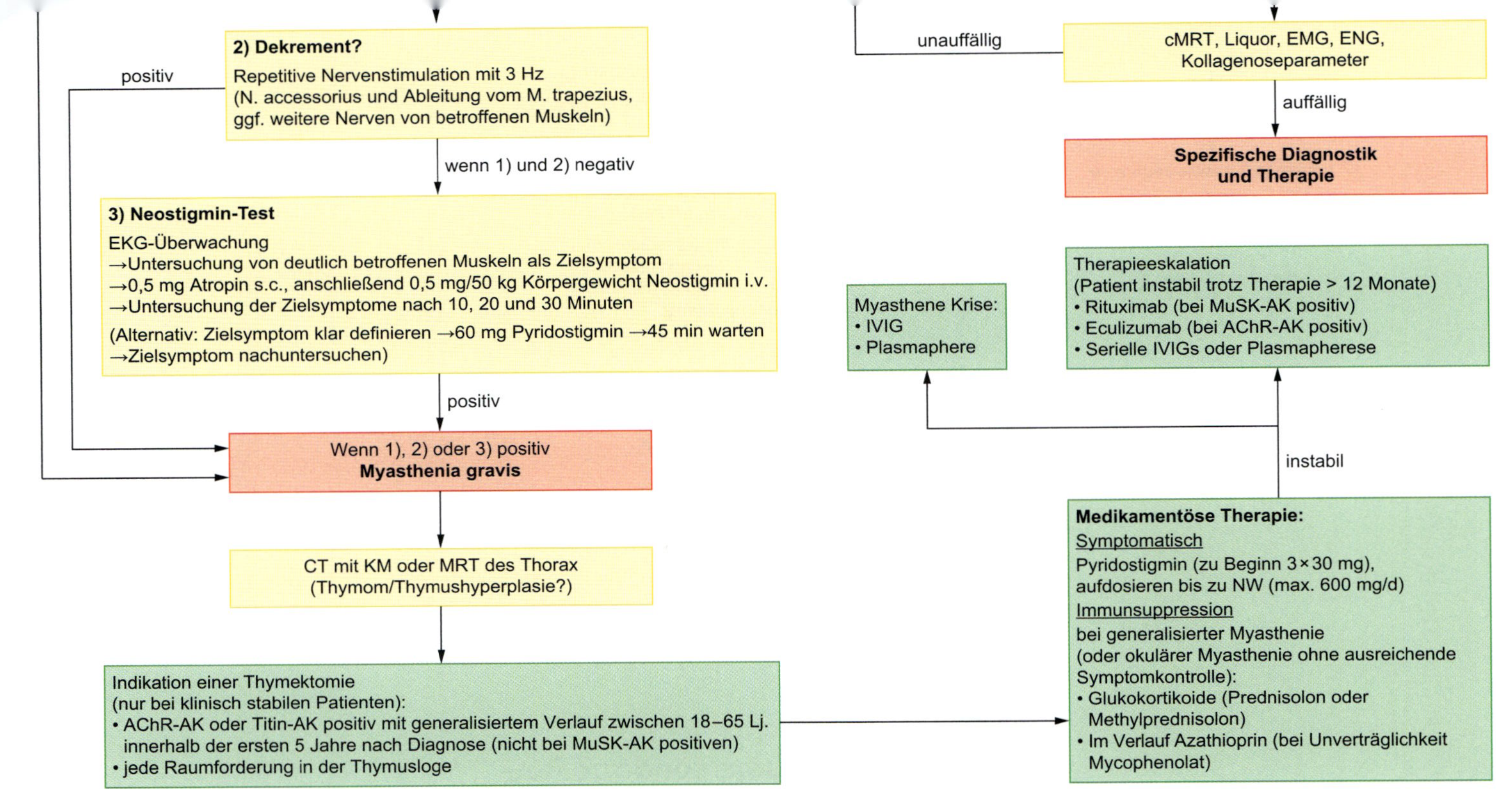
2) Dekrement?
Repetitive Nervenstimulation mit 3 Hz
(N. accessorius und Ableitung vom M. trapezius, ggf. weitere Nerven von betroffenen Muskeln)
positiv
wenn 1) und 2) negativ
3) Neostigmin-Test
EKG-Überwachung
→Untersuchung von deutlich betroffenen Muskeln als Zielsymptom
→0,5 mg Atropin s.c., anschließend 0,5 mg/50 kg Körpergewicht Neostigmin i.v.
→Untersuchung der Zielsymptome nach 10, 20 und 30 Minuten
(Alternativ: Zielsymptom klar definieren →60 mg Pyridostigmin →45 min warten →Zielsymptom nachuntersuchen)
positiv
Wenn 1), 2) oder 3) positiv
Myasthenia gravis
CT mit KM oder MRT des Thorax
(Thymom/Thymushyperplasie?)
Indikation einer Thymektomie
(nur bei klinisch stabilen Patienten):
• AChR-AK oder Titin-AK positiv mit generalisiertem Verlauf zwischen 18–65 Lj. innerhalb der ersten 5 Jahre nach Diagnose (nicht bei MuSK-AK positiven)
• jede Raumforderung in der Thymusloge
unauffällig
cMRT, Liquor, EMG, ENG, Kollagenoseparameter
auffällig
Spezifische Diagnostik und Therapie
Myasthene Krise:
• IVIG
• Plasmaphere
Therapieeskalation
(Patient instabil trotz Therapie > 12 Monate)
• Rituximab (bei MuSK-AK positiv)
• Eculizumab (bei AChR-AK positiv)
• Serielle IVIGs oder Plasmapherese
instabil
Medikamentöse Therapie:
Symptomatisch
Pyridostigmin (zu Beginn 3 × 30 mg), aufdosieren bis zu NW (max. 600 mg/d)
Immunsuppression
bei generalisierter Myasthenie
(oder okulärer Myasthenie ohne ausreichende Symptomkontrolle):
• Glukokortikoide (Prednisolon oder Methylprednisolon)
• Im Verlauf Azathioprin (bei Unverträglichkeit Mycophenolat)

Amyotrophe Lateralsklerose (ALS)

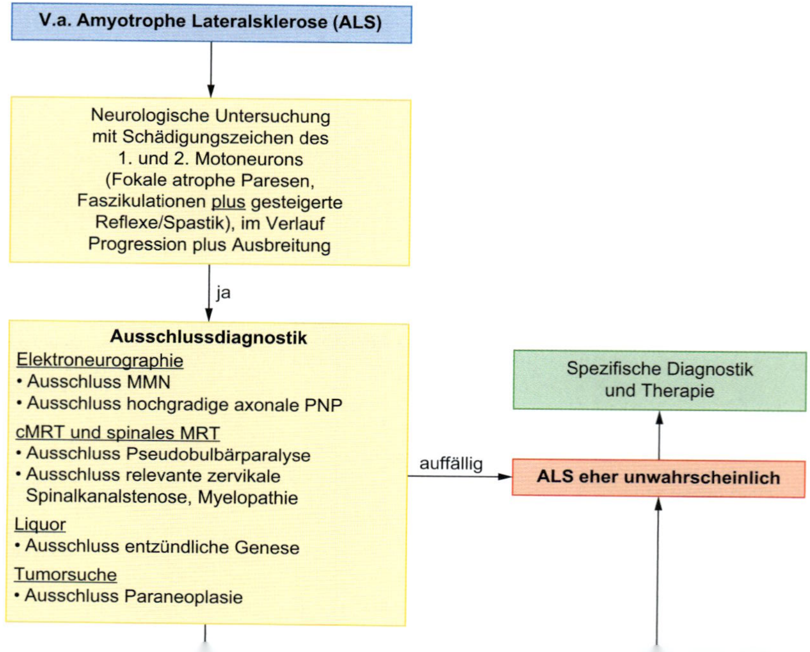

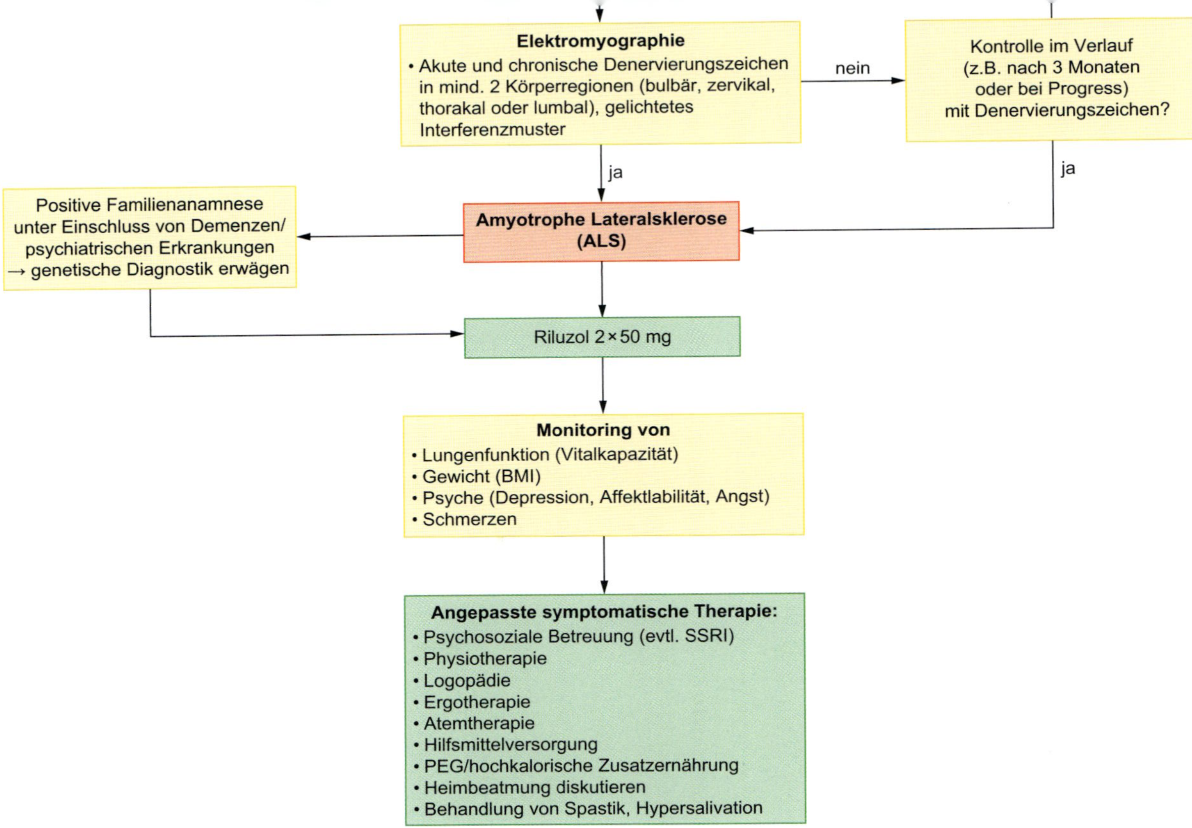
Elektromyographie
• Akute und chronische Denervierungszeichen in mind. 2 Körperregionen (bulbär, zervikal, thorakal oder lumbal), gelichtetes Interferenzmuster
nein
Kontrolle im Verlauf (z.B. nach 3 Monaten oder bei Progress) mit Denervierungszeichen?
ja
ja
Positive Familienanamnese unter Einschluss von Demenzen/psychiatrischen Erkrankungen → genetische Diagnostik erwägen
Amyotrophe Lateralsklerose (ALS)
Riluzol 2 × 50 mg
Monitoring von
• Lungenfunktion (Vitalkapazität)
• Gewicht (BMI)
• Psyche (Depression, Affektlabilität, Angst)
• Schmerzen
Angepasste symptomatische Therapie:
• Psychosoziale Betreuung (evtl. SSRI)
• Physiotherapie
• Logopädie
• Ergotherapie
• Atemtherapie
• Hilfsmittelversorgung
• PEG/hochkalorische Zusatzernährung
• Heimbeatmung diskutieren
• Behandlung von Spastik, Hypersalivation

Sicher durch die Facharztprüfung

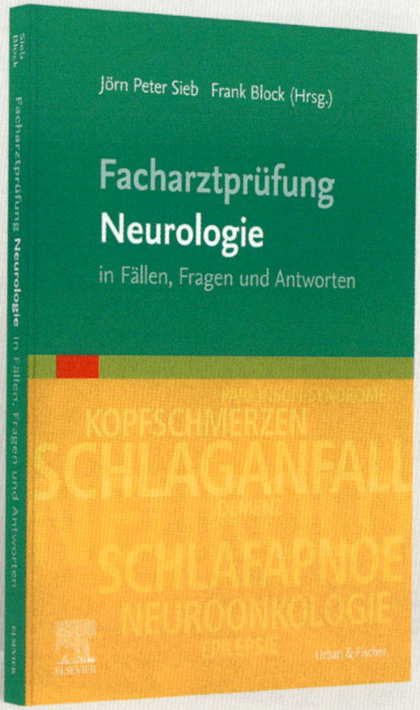

Melden Sie sich für unseren Newsletter an unter www.elsevier.de/newsletter

Diesen und viele weitere Titel sowie die aktuellen Preise finden Sie in Ihrer Buchhandlung vor Ort und unter **shop.elsevier.de**

ELSEVIER